CÓMO REVERTIR TU DIABETES

Si te lo tomas en serio

KFIR LUZZATTO

CÓMO REVERTIR TU DIABETES

Si te lo tomas en serio

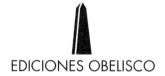

EDICIONES OBELISCO

Si este libro le ha interesado y desea que le mantengamos informado
de nuestras publicaciones, escríbanos indicándonos qué temas son de su interés
(Astrología, Autoayuda, Ciencias Ocultas, Artes Marciales, Naturismo,
Espiritualidad, Tradición…) y gustosamente le complaceremos.

Puede consultar nuestro catálogo en www.edicionesobelisco.com

*Los editores no han comprobado la eficacia ni el resultado de las recetas, productos,
fórmulas técnicas, ejercicios o similares contenidos en este libro. Instan a los lectores a consultar
al médico o especialista de la salud ante cualquier duda que surja. No asumen, por lo tanto,
responsabilidad alguna en cuanto a su utilización ni realizan asesoramiento al respecto.*

Colección Salud y Vida natural
Cómo revertir tu diabetes
Kfir Luzzatto

Título original: *How to Reverse Your Diabetes*

1.ª edición: marzo de 2019

Traducción: *Juli Peradejordi*
Corrección: *Sara Moreno*
Diseño de cubierta: *TsEdi, Teleservicios Editoriales, S. L.*

© 2018, *Kfir Luzzatto*
(Reservados todos los derechos)
© 2019, Ediciones Obelisco, S. L.
(Reservados los derechos para la presente edición)

Edita: Ediciones Obelisco, S. L.
Collita, 23-25. Pol. Ind. Molí de la Bastida
08191 Rubí - Barcelona - España
Tel. 93 309 85 25 - Fax 93 309 85 23
E-mail: info@edicionesobelisco.com

ISBN: 978-84-9111-431-4
Depósito Legal: B-928-2019

Printed in Spain

Impreso en España en los talleres gráficos de Romanyà/Valls S. A.
Verdaguer, 1 - 08786 Capellades (Barcelona)

Introducción

Las personas bien intencionadas, incluyendo a tus seres queridos, harán todo lo posible para disuadirte de que intentes revertir tu diabetes tipo 2. **¡No se lo permitas!**
Puedes lograrlo. No lo dudes nunca.

Hay muchas razones por las que la gente tratará de desalentarte, algunas de ellas son:

➤ Piensan que revertir la diabetes es posible, pero no creen que tengas la capacidad de hacerlo.

➤ Les preocupa que puedas perjudicarte al intentarlo.

➤ Ellos han tratado de luchar contra su propia diabetes y han fracasado; así que si tú tienes éxito, ¿en qué lugar quedarán?

➤ No creen que se pueda hacer, pero no porque sepan algo que tú no sabes, sino por la fortaleza que tienen las afirmaciones genéricas sin fundamento que encontraron en la web o basadas en cosas que han «oído».

➤ Desconfían de los cambios que puedas tener que hacer. Todos odiamos los cambios.

En la mayoría de los casos, la diabetes tipo 2 puede ser reversible, como aprenderás si lees este libro. Empecé con una astronómica HbA1C (hemoglobina glicosilada)[1] de 12,1 y un nivel de glucosa en ayunas de 312 mg/dl, y aquí estoy, un año después de que decidiera interrumpir el tratamiento y tomar el asunto en mis propias manos, con una HbA1C de 5,7 y un nivel de glucosa en ayunas rondando los 90. Y lo mejor es que estoy disfrutando de la vida y comiendo bien, incluyendo comida que creía que no podría tocar nunca más.

Por ejemplo, para mí, la vida sin chocolate no tiene sentido. Por lo tanto, uno de mis principales objetivos era poder volver a comer chocolate, lo que afortunadamente ahora hago (con moderación) a menudo. Te preguntarás si fue fácil. No, no lo fue. Para tener éxito, necesitas tener determinación y hacer las cosas correctas en el orden correcto. Y para aumentar tu determinación, debes tener toda la información disponible que te muestre qué y cómo se puede hacer.

Debo decirte claramente que no he inventado nada. Toda la información que necesitas está ahí fuera, pero no de una manera concentrada y fácil de encontrar. Ésta es la razón de ser de este libro.

En mi viaje para vencer a la diabetes he aprendido mucho, pero la lección más valiosa que he aprendido es que el programa que desarrollas para ti mismo debe ser **personalizado, viable** y **agradable.** No existe una solución única para todos los casos, y si tratas de seguir las reglas prescritas por los expertos, estás condenado a fracasar.

---

1. HbA1C, también conocido simplemente como «A1C», es una forma de hemoglobina que se mide principalmente para identificar la concentración media de glucosa en plasma de tres meses.

Aquellos que han leído e implementado las enseñanzas de mi libro anterior, *The Secret Life of Your Blood Sugar* (La vida secreta de tu azúcar en sangre), ya han hecho la mitad del trabajo, y su diabetes debería estar bajo control, aunque todavía no se haya revertido. La primera parte de este libro se basa en los hallazgos anteriores, pero he utilizado mi experiencia más reciente para ampliarlos y profundizar en ellos.

Este libro te proporcionará las herramientas que necesitas para diseñar tu propia solución, una que puedas seguir a largo plazo, con la que te encuentres a gusto y que te guiará en el camino hacia la reversión de la diabetes. Así que acompáñame en este emocionante viaje para demostrar que todas esas voces negativas están equivocadas.

PARTE 1

Domesticar la diabetes

Lograr cambios positivos en tu cuerpo –por ejemplo, ponerte en forma– no es algo que suceda instantáneamente. Revertir tu diabetes también requerirá tiempo y paciencia y un enfoque correcto y gradual. En la primera parte de este libro nos deshacemos de los medicamentos para la diabetes y nos demostramos a nosotros mismos que tenemos un gran control sobre nuestro cuerpo. Ésa es la Fase 1. Para revertir completamente la diabetes, pasamos a la Fase 2, que se detalla en la parte 2 de este libro.

CAPÍTULO 1

Un vistazo a nosotros mismos

Algunas personas son expertas en mirar hacia otro lado cuando su cuerpo les dice que algo va mal. Yo mismo lo he estado haciendo con éxito durante bastante tiempo, pero en marzo de 2016 ya no podía ignorar el hecho de que no me sentía bien. Mi médico me recomendó un extenso análisis de sangre, que me entregaron el 10 de marzo y arruinó mi día (y gran parte de mi vida posterior). Mi nivel de glucosa en plasma en ayunas (FPG, por sus siglas en inglés) (también llamado «glucemia/azúcar en sangre») era de 312 mg/dl –muy por encima del nivel recomendado de 100– y mi HbA1C (que indica cómo ha estado tu nivel de azúcar en sangre en los últimos tres meses más o menos) estaba en un 12,1 % astronómico (el nivel máximo recomendado de una persona sana es de 5,7 %). Dados esos números, tenía que hacer algo inmediatamente o sería el candidato perfecto para padecer enfermedades graves y morir de forma prematura. Mi médico me recetó inmediatamente una medicación potente. Como resultado, sólo tres meses después, el 21 de junio de 2016, mi nivel de azúcar en sangre en ayunas había bajado a 138 mg/dl y mi HbA1C a un mero 6 %. Eso es estupendo, ¿a que sí? **¡Pues no!**

Adelantémonos ocho meses, hasta el 14 de febrero de 2017. Mi nivel de azúcar en sangre en ayunas había subido a 157 mg/dl, y mi HbA1C al 6,8 %. Obviamente, la eficacia del tratamiento estaba disminuyendo, y empecé a recordar que me habían dicho que, una vez que se empieza a tomar la medicación para el azúcar en sangre, se puede terminar inyectando insulina. No iba a quedarme de brazos cruzados.

Cuando te diagnostican diabetes, quieres pensar que es un acto de Dios, que tú no tienes ninguna responsabilidad en ello. Es sólo que el mundo es malo contigo. Pero aunque, obviamente, en algunos casos la diabetes puede deberse a tu genética o a otras causas sobre las que no tienes control, eso no es cierto para la mayoría de las personas. Las investigaciones y las deducciones que había hecho a lo largo de los meses transcurridos desde aquella fatídica mañana de marzo me habían convencido de que era algo que yo me había estado causando a mí mismo. Había estado comiendo en exceso y, lo que es peor, comiendo el tipo equivocado de comida. Tenía sobrepeso y no hacía suficiente ejercicio. Deduje que lo que me había hecho a mí mismo tal vez podría deshacerlo si pudiera encontrar y seguir el camino correcto.

Me llevó cinco meses más demostrar que tenía razón y que era posible controlar mi nivel de azúcar en sangre sin tomar medicamentos. Después de dejar de tomar la medicación durante tres meses y medio (tras un período de preparación minucioso, responsable y cuidadoso), me hice un nuevo análisis de sangre el 19 de julio de 2017. Mi nivel de azúcar en sangre en ayunas era de 102 mg/dl y mi HbA1C era de 5,8 %. Lo repetiré: **¡no estaba tomando ningún medicamento!** Si sigues leyendo, compartiré los resultados de mis pruebas contigo en detalle.

No voy a decirte que lo que hice haya sido fácil y que no haya requerido ningún esfuerzo. Pero si tu páncreas no está definitivamente dañado y sigues mi ejemplo con perseverancia y motivación, es posible que puedas lograr el mismo resultado que yo logré, o incluso mejor. Cientos de personas que conozco han hecho lo mismo. Éste parece ser el secreto mejor guardado de la profesión médica: en la mayoría de los casos puedes deshacerte de la diabetes tipo 2.

Eso no significa que a partir de entonces puedas empezar a devorar el azúcar de nuevo como si no hubiera un mañana. Significa que puedes llevar una vida satisfactoria estando atento a lo que comes y a cómo transcurre tu día a día sin sentir que te estás perdiendo nada.

Para resolver mi problema he contado con la ayuda de un entrenador, a quien daré el debido crédito en las páginas siguientes, pero la mayoría de la gente no tiene acceso a alguien como él. Cuando te embarcas en un esfuerzo completamente nuevo, aventurándote en territorios desconocidos, es extremadamente útil tener a alguien que resuelva tus dudas y te diga qué camino tomar, incluso si a veces se equivoca. Ir en la dirección equivocada y aprender que lo que hiciste no es para ti es mucho mejor que quedarse inmóvil y no hacer nada. Llegar a la conclusión de que comerte esto o aquello no es lo que se necesitas es un dato importante, y gestionar el problema consiste en disponer de los datos correctos. Una vez que tengas suficientes datos, estarás en el camino correcto.

Como expondré más adelante en los próximos capítulos, en lo que respecta al control de tu nivel de azúcar en sangre, no existe una verdad universal. No existe una fórmula mágica que funcione para todos, porque todos somos diferentes. Por eso debes ser tu propio explorador corporal y encontrar tu propia solución personal. La única ayuda que un entrenador puede darte es indicarte la dirección correcta proporcionándote información que sea universalmente aplicable e incitándote a descubrir las reglas restantes, no universales, que se aplican específicamente a ti. El objetivo de este libro es desempeñar esa función: proporcionar información, consejos útiles y, sobre todo, el aliento que todos necesitamos mientras perseguimos la solitaria tarea de mejorar.

Si tienes la voluntad, la determinación y la resistencia necesarias para vencer la diabetes tipo 2, pasa página. Y si no lo haces, ve a tomarte otra pastilla y que Dios te acompañe, porque si no te ayudas a ti mismo, sólo él puede ayudarte.

el nivel de control que tenemos sobre lo que hace nuestro cuerpo alimentándolo con las «materias primas» correctas, así como sobre el papel de nuestra mente al decirle a la «planta química» de nuestro cuerpo qué hacer con la materia prima que tiene a su disposición (lo cual explicaré en el capítulo 6).

Figura 1: Niveles de glucosa en ayunas

102 mg/dl	19-07-2017
157 mg/dl	14-02-2017
138 mg/dl	07-08-2016
312 mg/dl	10-03-2016

Fuente: **Registros del Maccabi Healthcare[3] de Kfir**

Figura 2: Niveles de HbA1C

5,8 % Total Hb.	19-07-2017
6,8 % Total Hb.	14-02-2017
6 % Total Hb.	21-06-2016
12,1 % Total Hb.	10-03-2016

Fuente: **Registros del Maccabi Healthcare de Kfir**

---

3. Maccabi Healthcare Services es una importante mutua médica israelí.

Dada mi conclusión de que es posible influir positivamente en la actividad de la planta química de nuestro cuerpo, me puse a buscar información más específica.

Para empezar, leí valiosos artículos científicos internacionales. En general, leer te ayuda a contextualizar temas específicos, y lo recomiendo también en este caso. Más allá de la formación científica, decidí buscar experiencias de la vida real. Quería hablar con gente que hubiera experimentado con soluciones. Vivo en Israel, así que empecé a buscar información cerca de mí. Encontré un sitio web (http://sukeret.net/) sobre el tema *(sukeret* significa «diabetes» en hebreo y, lamentablemente, el sitio web sólo está en este idioma). El sitio web está dirigido por Elan Oz, que se curó a sí mismo de la diabetes tipo 2 y decidió ayudar a otros a hacer lo mismo. El gran número de testimonios en vídeo verificables de personas reales que se encuentran en el sitio web me impresionó, así que concerté una cita para verle. Como siempre que aprendo cosas nuevas, fui a la reunión armado con un saludable grado de escepticismo. Me gustó lo que vi cuando lo conocí, particularmente el hecho de que no tratase de venderme curas o pociones milagrosas, y que me mostrase historias clínicas reales y convincentes, más o menos como lo estoy haciendo aquí. Decidí seguir adelante y ver qué podía aprender de él.

Elan me hizo sugerencias, me dio consejos y apoyo continuo durante un par de meses, hasta que sentí que sabía hacia dónde iba y que ya no lo necesitaba. No me vendió ningún bálsamo de fierabrás, ni me hizo promesas vacías ni me dio garantías falsas; me guio a través de sus sugerencias y compartió su experiencia conmigo, me permitió ver sus registros médicos –que muestran resultados con los que uno no puede discutir (como los míos que te ofrezco aquí)– y el resto me lo dejó a mí. Merece un gran reconocimiento por hacerme creer que una cura es posible, porque sin esa creencia no habría hecho todo lo necesario para tener éxito.

Ahora sé lo que se necesita para alcanzar niveles saludables de glucosa sin tener que tragar medicamentos todos los días y, con toda honestidad, debo advertirte que no es una tarea fácil. Necesitas estar decidido a lograr ese resultado, y si comienzas tu viaje, tendrás crisis y estarás tentado a rendirte y empezar a tomar esas píldoras de nuevo. Después de todo (te preguntarás cuando te desanime una lectura de glucosa que no sea alentadora), ¿por qué es eso tan importante? Te las tragas y tu nivel de glucosa en sangre se queda donde la profesión médica dice que debería estar, así que ¿por qué no? Pero sabes que sólo deberías hacerlo si no tienes otra opción. Esas píldoras son espadas de doble filo: por un lado te dan una falsa sensación de bienestar –porque los resultados de tus análisis son como tu médico te dice que deben ser–, y por otro, cada vez que las tomas estás causando un daño a tu cuerpo que al final será irreparable. Tienes más información al respecto en la parte 2, capítulo 11.

Si tienes una voluntad fuerte, llegará un momento muy pronto (3-4 meses) en el que te negarás a volver a las viejas costumbres y a tragar los medicamentos para la diabetes. Lo mejor de todo es que comenzarás a cosechar beneficios de forma inmediata y a sentirte mejor que nunca últimamente.

Mi hoja de ruta

Mientras se trataba de la Fase 1,[4] pasé por tres etapas: 1) preparar mi cuerpo antes de dejar de tomar medicamentos; 2) cambiar los hábitos de mi cuerpo y, lo que es más importante, mi actitud hacia una serie de cosas; y 3) pasar a un modo de mantenimiento en el que pudiera relajar algunas de las reglas más estrictas que había establecido para mí mismo. En los capítulos siguientes describiré en detalle esas tres etapas.

No puedo dejar de insistir en que este libro trata sólo de mi experiencia personal y que lo escribí para compartir con los demás los resultados que he logrado y el viaje en el que me he embarcado para llegar allí. No soy un profesional de la salud cualificado, y no presumo de prescribir una cura. Soy alguien como tú, sin habilidades extraordinarias, pero con la determinación de no dejar que la vida me mangonee sin luchar. Lo diré de nuevo: este libro es sólo sobre mi experiencia personal. Antes de que decidas seguir mis pasos debes consultar a tu médico y ponerle al corriente para que trabajéis juntos en este proyecto. Si tu médico es una persona razonable y está dispuesto a hacer el esfuerzo mental necesario para escucharte, y si le expones los argumentos, preguntas y consideraciones razonables que este libro te proporcionará, no hay razón para que no trabaje contigo. Yo lo hice solo porque no tenía ningún dato que mostrarle a mi médico, pero eso no es lo mejor si puedes evitarlo.

---

4. No sabía entonces que habría una Fase 2. Al final de la Fase 1 publiqué mi libro anterior sobre el tema, *The Secret Life of Your Blood Sugar - A Diabetes Skeleton in Your Doctor's Closet*, que he incluido en su totalidad en la parte 1 de este libro.

Por último, aunque he oído hablar de una tasa de éxito muy alta entre las personas que han seguido la ruta de Elan Oz, obviamente siempre habrá casos que no se pueden curar de esa manera y personas que necesitarán seguir tomando medicamentos. Sin embargo, incluso éstos pueden beneficiarse de una reducción en la dosis de medicación que tienen que tomar y de la mejora en la salud general de su cuerpo. Aun así, la diabetes puede ser una afección potencialmente mortal, y cuanto más grave sea la afección inicial, más importante es permanecer bajo la supervisión médica adecuada en todo momento.

El protocolo que esbozaré en los capítulos siguientes a mí me ha funcionado muy bien, pero eso no significa en absoluto que ocurra lo mismo contigo, e incluso puede que tenga en ti efectos diferentes de los que tuvo en mí, porque cada persona es única (como veremos en capítulos posteriores). Deberías ser tu propio planificador y encontrar la mejor ruta para ti. Te ruego que utilices la información de este libro de manera responsable y que seas cauteloso con todo lo que decidas hacer. Y cuando lo hayas conseguido, por favor, envíame unas líneas.

CAPÍTULO 3

Por qué somos únicos

Antes de ahondar en el proceso real, el plan y las etapas prácticas de la lucha contra la diabetes mellitus tipo 2 (también conocida en la literatura médica como DMT2), debemos entender algunos conceptos y verdades básicos. El primer hecho es que la medicina moderna es al mismo tiempo un gran éxito y un completo fracaso. No se puede negar que la ciencia médica nos ha traído tratamientos casi mágicos que hace sólo unas décadas no existían, tratamientos que salvan vidas y mejoran la calidad de vida de poblaciones enteras. Mi tía abuela murió de tuberculosis porque aún no se habían inventado los antibióticos, y mi tío murió de un ataque cardíaco porque en ese momento los baipases coronarios todavía se consideraban un procedimiento experimental. La solución a estas y a muchas otras enfermedades se ha encontrado en gran medida, pero, en el camino hacia la producción de esos resultados, nuestra individualidad se ha perdido. Hemos pasado a formar parte de una serie de estadísticas.

Los humanos y los ratones compartimos alrededor del 97,5 % del total del ADN funcional (algunos artículos dan cifras ligeramente diferentes, pero no vamos a discutirlo aquí) y, sin embargo, somos muy diferentes. Las ratas viven tres años y nosotros vivimos (esperemos) entre ochenta y cien años. Esas enormes diferencias provienen de un 2,5 % de ADN distinto. Los seres humanos, en cambio, difieren entre sí en alrededor del 1 %. Puede parecer una pequeña diferencia, pero en realidad es enorme en muchos sentidos.

Por ejemplo, estudios recientes han demostrado que los consejos dietéticos son en gran medida absurdos, porque algunas personas aumentan de peso con la misma dieta que hace maravillas en otras,[5] y la única razón es que somos diferentes. Cada uno de nosotros es único y reacciona de manera diferente a los diferentes estímulos, ya sean alimentos o medicamentos. Pero eso no impide que la medicina moderna nos clasifique. Si eres hombre, tienes más de 50 años y tienes la condición X, necesitas la píldora azul; y si eres mujer mayor de 65 años que tiene osteoporosis, necesitas la rosa. Pero dos hombres mayores de 50 años con la misma afección reaccionarán de manera diferente a su píldora, al igual que dos mujeres osteoporóticas mayores de 65 años.

Un artículo[6] publicado recientemente por científicos del Instituto Weizmann destacó estas diferencias. Demostró una variabilidad interpersonal estadísticamente significativa en la respuesta glucémica a diferentes tipos de pan,

5. www.nytimes.com/2016/12/12/health/weight-loss-obesity.html?mcubz=2
6. www.cell.com/cell-metabolism/abstract/S1550-4131(17) 30288-7

lo que sugiere que la falta de diferencia fenotípica entre los tipos de pan se debe a un efecto específico de la persona, o traducido a un idioma sencillo y comprensible: cada persona reacciona individualmente al tipo de pan. Además, concluyó que un ensayo cruzado no muestra ningún efecto clínico diferencial entre el pan blanco y el pan de masa fermentada y que la respuesta glucémica a los dos tipos de panes varía enormemente entre las personas. Por lo tanto, cuando las diversas autoridades y organizaciones de salud te dicen que el grano entero es bueno para tu salud y que es la mejor alternativa para ti si tu nivel de azúcar en la sangre es elevado, no saben de qué están hablando. Es comprensible que sientan la necesidad de decir algo, de dar alguna orientación. Sin embargo, en lugar de decir tonterías, harían mejor simplemente diciéndote que el tipo de comida que es buena para ti no se puede predecir, y que deberías aprender lo que es mejor para ti por tu cuenta. Bueno, pero entonces eso no sería una guía *real*, ¿verdad? Eso socavaría su autoridad, ¿no?

Érase una vez una cosa que se llamaba «trato con los pacientes». Todavía recuerdo a nuestro médico de familia, quien, cuando era pequeño, solía venir a nuestra casa cuando estaba enfermo. Siempre se sentaba conmigo en mi cama, hacía preguntas y luego se sentaba con mis padres a tomar un café. Sentía que me *conocía*, y siempre confié en que me daría la medicina que necesitaba. Cuando me decía que cualquier enfermedad que yo tuviera pasaría en un par de días, me sentía mejor porque sabía que me había tratado desde que yo era un bebé y sabía cómo respondería a su tratamiento o a la sopa de pollo de mi madre. Pero esos tiempos han pasado y se han ido. Los médicos de hoy en día deben tratar a tantas personas en tan poco tiempo que simplemente no pueden llegar a conocerlos. Y luego está esa maldita cosa llamada «protocolo», que deben seguir si no quieren ser acusados de mala praxis.

La otra maldición de la medicina moderna es la especialización. Si te duele el dedo meñique, debes ir a ver a un especialista en dedos meñiques, a quien tu médico de cabecera te enviará. Sabe todo sobre los meñiques, pero no te conoce a ti. Para él no eres una persona con toda la complejidad que ello implica, eres un «caso de dedo meñique herido» que hay que tratar según el protocolo.

Ésta es la razón por la cual cuando mi nivel de azúcar en la sangre se disparó, mi médica me recetó inmediatamente pastillas azules, que consideraba la mejor y más moderna solución para mi diabetes tipo 2. No se sentó conmigo ni me sugirió que primero tratara de bajar mi nivel de azúcar en la sangre a través del ejercicio y una dieta. No me dijo: «Intenta esto e intenta aquello y luego ven para informarme sobre el progreso que estás haciendo». No me preguntó si estaba estresado, qué estaba comiendo ni, en general, qué me estaba pasando (*véase* capítulo 6). No pensó en ello, no porque sea una mala doctora, de hecho, es una gran doctora en comparación con muchos otros que he conocido. Sin embargo, nunca recibió formación para hacer lo que fuera necesario para guiarme a través de mi situación. Ella está condicionada a trabajar exactamente como el sistema lo requiere y no tiene el tiempo, el conocimiento o la libertad para trabajar fuera de unas pautas muy específicas que alguien que no me conoce de nada ha redactado para un caso como el mío. Eso ocurre porque cuando uno se enferma, para la medicina moderna uno es «un caso», no una persona.

Estás solo

Todo esto significa que en lo que respecta al tratamiento «no convencional» (es decir, un tratamiento que no es el estándar que tu médico encuentra en el libro), estás solo. Una vez que te das cuenta, también entiendes que debes tomar el control de tu vida y tomar decisiones que preferirías dejarle a tu médico, porque se supone que él o ella sabe mucho más que tú. En realidad, la combinación correcta es tu propio conocimiento junto con el de tu médico. Tú sabes mucho más acerca de tu cuerpo de lo que realmente crees (me extenderé sobre eso en el capítulo 6), y debes confiar en ti mismo. Si sientes que tu cuerpo te está diciendo algo que choca con lo que estás haciendo o con lo que tu médico quiere que hagas, escúchalo y háblalo con él. Sé insistente; no dejes que tu médico lo descarte como una «tontería no científica».

En la introducción de este libro prometí compartir los resultados de mis pruebas con mis lectores, y aquí es donde puedo ejemplificar este punto con datos reales que muestran por qué seguir ciegamente la prescripción de tu médico puede ser un error fatal. La figura 3 a continuación muestra una captura de pantalla de las lecturas de mi relación albúmina/creatinina en las fechas de las pruebas pertinentes (indicadas al lado de cada resultado, una vez más en el formato DD/MM/AAAA).

Figura 3: Lecturas de la relación albúmina/creatinina

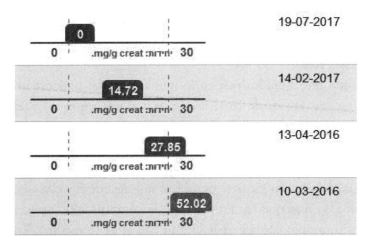

Fuente: **Registros del Maccabi Healthcare de Kfir**

Si no estás familiarizado con esta ratio, lo que significa es que si tienes una lectura por encima de 30 mg/g, tienes una enfermedad renal oculta que si no se trata, destruirá tus riñones. Eso es típico de los diabéticos. Mi lectura del 10 de marzo de 2016 fue de 52,02 mg/g, así que mi médica me recetó diligentemente un medicamento que debería tomar el resto de mi vida. Basándose en lo que dice la literatura médica, su prescripción fue completamente razonable y meticulosa. Pero, una vez más, la literatura médica no se desarrolló estudiando los riñones de Kfir, sino que se basa en datos estadísticos de un gran número de personas que no son Kfir.

Investigué sobre el medicamento y sus efectos secundarios y no me pareció correcto tomarlo. Por la razón que sea (por ahora lo llamo intuición, pero lo discutiremos más adelante), sentí que tenía que darle una oportunidad a mis riñones antes de volverme drogadicto. Mi médica no estaba conforme, pero a regañadientes accedió a esperar un mes (¡no más!) y a retrasar el tratamiento hasta que la siguiente prueba me convenciera de que estaba siendo un caprichoso. La siguiente lectura fue alta, pero dentro de la norma, ¡y la última lectura fue cero!

Si hubiera seguido las instrucciones bien intencionadas de mi médica estaría tomando un medicamento que no necesito y que tiene efectos secundarios indeseables, algunos de ellos bastante desagradables a largo plazo. Esto no significa que las recomendaciones de mi médica sean erróneas. Por el contrario, suele tener toda la razón. Quiero dejar bien claro que no estoy sugiriendo que tengas que ignorar el consejo de tu médico o dejar de tomar el medicamento recetado sin las precauciones apropiadas. Lo que estoy diciendo es que debes estar al mando de tu salud, cuestionar todas y cada una de las conclusiones y recomendaciones que el sistema médico te da y probar la reacción de tu irrepetible cuerpo, dentro de límites seguros y responsables, para lograr la mejor salud que puedas obtener y merecer.

Habiendo dejado claro todo lo anterior y entendiendo que los preceptos de tu médico no deben ser considerados como una biblia que haya que seguir ciegamente, ¡pasemos ahora a vencer la diabetes tipo 2!

CAPÍTULO 4

Las tres etapas

Como dije antes, he identificado tres etapas principales en el proceso controlar tu nivel de azúcar en sangre. Esto debe lograrse antes de que puedas pasar a la Fase 2, la cual explicaré más adelante detalladamente. Sin embargo, antes de que lleguemos a ello necesito comentar brevemente el control de tu glucosa en sangre. En las etapas iniciales, tendrás que medirla continuamente, y eso significa pincharte el dedo todos los días y, a veces, más de una vez al día. Esto no se puede evitar, no sólo porque has de ser consciente de tu situación y tomar medidas inmediatas si el nivel de glucosa sube o baja demasiado, sino también porque es la única manera en la que realmente puedes aprender qué alimentos o combinaciones de alimentos prefiere tu cuerpo, que son datos imprescindibles.

Otro parámetro importante es tu peso corporal. Si tienes diabetes tipo 2, es muy probable que tengas sobrepeso (lo cual analizaré en mayor detalle en el capítulo 7 y en la parte 2). En las tablas 1-3 de abajo, verás las lecturas de mi peso, que aparecen esporádicamente al lado de las lecturas de glucosa.

Esos datos de peso son significativos, como podrás apreciar más adelante.

En los capítulos siguientes, voy a entrar en los detalles de lo que hice durante las tres etapas a las que me refiero, pero por ahora te daré una visión general y los datos brutos reales, para que puedas apreciar mejor mis explicaciones en el futuro.

Etapa de preparación

En la etapa de preparación, quería que mi cuerpo estuviera listo para dejar de tomar medicamentos, pero seguí tomándolos como de costumbre.

La siguiente tabla muestra mis lecturas durante el período de preparación (las fechas están en formato DD/MM/AA). Todas las lecturas de glucosa se realizaron con un glucómetro Accu-Check© Performa Nano.

Tabla 1: Lecturas de la etapa de preparación

Fecha	Mañana	Tarde	Peso (kg)
27.3.17		118	
28.3.17	134	123	82,2
29.3.17	123	109	
30.3.17	116	119	
31.3.17	116	108	
1.4.17	117	125	
2.4.17	114	108	81,3
3.4.17	109	111	
4.4.17	98	95	

Las lecturas matutinas se refieren a los niveles de sangre en ayunas que se toman inmediatamente después de despertarse, y yo tomé las lecturas nocturnas inmediatamente antes de la cena. Traté de cenar siempre a la misma hora (pero algunas veces la vida se interpuso en el camino). Ten en cuenta que continué tomando mi medicación durante el período de preparación. En vista de la continua disminución de mis niveles de glucosa, el 4 de abril decidí dejar de tomarla. Esta etapa de preparación sólo me llevó ocho días, pero por supuesto, habría sido más larga si el nivel de glucosa hubiera bajado más lentamente.

No necesitas ponerle una fecha límite. Cuando tu nivel de azúcar en sangre descienda por debajo de 100, has de estar alerta para no entrar en hipoglucemia y, por lo tanto, es el momento de dejar de tomar tu medicación habitual. Sin embargo, en los días inmediatamente posteriores a la interrupción del tratamiento, has de controlar muy de cerca tu nivel de azúcar en sangre, y si por cualquier razón vuelve a subir a un nivel alto, debes volver a tomar tu medicación y consultar a tu médico.

Etapa de cambio de hábitos

Los viejos hábitos son difíciles de erradicar, pero como explicaré, hacer una revisión completa de ellos es un factor imprescindible para un buen resultado. Por ese motivo, ésta fue una etapa mucho más larga que la de la preparación y duró alrededor de un mes. El 5 de abril dejé de tomar mi medicación, y la lectura del 6 de abril es la primera libre de ella.

Tabla 2: Lecturas de las etapas de cambio de hábitos

Fecha	Mañana	Tarde	Peso (kg)
6.4.17	116	109	
7.4.17	110	95	
8.4.17	113	100	
9.4.17	111	87	
10.4.17	119	104	
11.4.17	106	89	81
12.4.17	107	95	
13.4.17	123	113	
14.4.17	129	94	
15.4.17	111	93	
16.4.17	108	86	79,8
17.4.17	115	82	
18.4.17	118	88	
19.4.17	102	92	81,3
20.4.17	110	89	
21.4.17	121	78	
22.4.17	109	97	79,2
23.4.17	119	93	
24.4.17	109	96	
25.4.17	124	84	78,9
26.4.17	105	87	
27.4.17	121	97	
28.4.17	107	83	81,3
29.4.17	109	118	78,7
30.4.17	109	94	
1.5.17	115	95	
2.5.17	116	101	82,2
3.5.17	117	91	
4.5.17	105	95	
5.5.17	119	98	78,2
6.5.17	111	102	
7.5.17	110	97	81,3
8.5.17	103	92	

Observa que los niveles de glucosa son bastante bajos por la noche, a pesar de los desayunos, almuerzos y refrigerios adecuados que tomé durante el día.

Etapa de modo mantenimiento

El modo de mantenimiento es, esencialmente, lo que mi nueva vida parecía durante unos meses, mientras que yo me relajaba en la Fase 2.

Durante ese período de tiempo, mi glucosa en sangre en ayunas osciló sobre 100 ± 10 y me dio la HbA1C normal que necesitaba.

Tabla 3:

Lecturas de las etapas del modo de mantenimiento

Fecha	Mañana	Tarde	Peso (kg)
9.5.17	111		
10.5.17	119		
11.5.17	111		
12.517	119		77,7
13.5.17	112		
14.5.17	114		
15.5.17	117		
16.5.17	120		
17.5.17	110		
18.5.17	110		77,1
19.5.17	105		
20.5.17	102		
21.5.17	112		
22.5.17	105		
23.5.17	111		

Tabla 3:
Lecturas de las etapas del modo de mantenimiento
(continuación)

Fecha	Mañana	Tarde	Peso (kg)
23.5.17	111		
24.5.17	118		
25.5.17	124		
26.5.17	95		
27.5.17	105		
28.5.17	---		76,8
29.5.17	111		
30.5.17	100		
31.5.17	109		
1.6.17	106		
2.6.17	120		
3.6.17	104		76,5
4.6.17	105		
5.6.17	117		
10.6.17	120		75,5
16.6.17	123		75,5
18.6.17	111		
19.6.17	104		
5.7.17	---		76,5
11.7.17	117		76,1
18.7.17	113		
19.7.17	102		

Como el control diario de mis niveles se había convertido en algo aburrido e innecesario, en vista de los resultados básicamente constantes que obtuve, a principios de junio decidí realizar las pruebas cada pocos días, y también, confiado como estaba en lo que hacía, me tomé un descanso en las mediciones (coincidiendo con mis vacaciones de verano reales). Luego empecé a medirme los niveles de glucosa una vez a la semana por la mañana.

El proceso combina una serie de actividades diferentes que son sus bloques de construcción, y antes de que podamos ponerlas en práctica, debemos entender su papel y su importancia. Eso es lo que haremos en los próximos capítulos.

CAPÍTULO 5

Comer bien

Comer alimentos adecuados es la piedra angular de tu esfuerzo. Como he dicho antes, tu cuerpo es una planta química compleja en la que muchos procesos diferentes se ejecutan en paralelo; cualquier cambio que hagas en la «materia prima» que la alimenta puede influir en varios de ellos y, como resultado, en la química de tu cuerpo. Basándome en lo que sabemos hoy por nuevas investigaciones *(véase* capítulo 3), creo que el consejo dietético es inútil, e incluso puede ser perjudicial (más al respecto en la parte 2). Decirte que comas dos tipos de alimentos juntos (o que no los comas juntos) puede funcionar bien para una persona y puede ser un desastre para otra. Seguir dietas complicadas a menudo no es muy gratificante y sí una importante molestia, así que después de un tiempo dejas de seguirlas y eso puede ser lo mejor. La única persona que parece beneficiarse de las complejas, intrincadas y a veces sádicas instrucciones dietéticas parece ser tu dietista, o al menos su cuenta bancaria.

Mi visión de la dieta es muy sencilla: comer de todo excepto alimentos prohibidos. Cuando miras la lista de alimentos prohibidos, al principio puedes pensar que no te queda nada que comer, pero pronto verás que, por el contrario, puedes comer muchos alimentos diversos y puedes descubrir los maravillosos platos saludables que has ignorado durante años. También descubrirás que contar las calorías ya no es tan importante y que nunca más volverás a tener hambre (al contrario de lo que sucede cuando sigues la dieta de moda del momento), incluso cuando estás en ayunas (de nuevo, consulta la parte 2 para obtener más detalles). Sin más preámbulos, empecemos a hablar de alimentos prohibidos y recomendados.

Más adelante en este capítulo pondré ejemplos de lo que he comido durante las tres etapas, aunque no es un libro de recetas. Las recetas para las comidas basadas en los alimentos que se recomiendan a continuación están fácilmente disponibles (pero podrás tomar tus propias decisiones sin tener que estudiarlas). Una de las cosas que he aprendido es que para que un régimen de alimentación saludable tenga éxito, ha de ser simple y no debería requerir que te preocupes todo el tiempo por lo que comerás a continuación. Encontrarás soluciones más sencillas al problema de la alimentación en la segunda parte de este libro.

ALIMENTOS PROHIBIDOS
Trigo
El primer y mayor enemigo de tu nivel de azúcar en sangre es el trigo en todas sus formas. Éste es también el mayor sacrificio que hay que hacer: renunciar al trigo en todas sus formas. Se acabaron el pan, las galletas con café, y la miríada de sabrosos, calientes y azucarados productos de-

rivados del trigo que nos llaman desde cada estante. En el momento en el que estés determinado comenzar a trabajar en tu diabetes tipo 2, has de decidir dejar el trigo, y eso no es negociable. Para mí, un italiano nato, renunciar a los espaguetis y a otros mil deliciosos platos de pasta era el fin del mundo, pero la buena noticia es que después de un tiempo dejas de tener antojos de trigo. Como dije, continuar comiendo productos derivados del trigo no es una opción, así que si decides que no puedes vivir sin ellos, deja de leer este libro. Dejar el trigo es un poco como dejar de fumar (lo sé porque he hecho ambas cosas) y es realmente la parte más difícil de este programa.

Pero no pierdas la esperanza: en la parte 2 se te mostrará cómo puedes, ocasionalmente, comer productos derivados del trigo y otros alimentos prohibidos, y por qué debes hacerlo. Pero ésa es la Fase 2. En la Fase 1, prohibido significa «¡no!».

Hay dos buenas razones para no comer productos derivados del trigo: primero, es el carbohidrato más invasivo que existe –se encuentra en casi todas partes–, y los carbohidratos se traducen en azúcar en tu cuerpo inmediatamente. Pero también, y quizás aún más importante, porque el trigo contiene gluten. Hace poco me encontré con el excelente libro del doctor William Davis *Sin trigo, gracias,*[7] en el que explica, basándose en pruebas científicas sólidas, por qué el trigo moderno, que ha sido modificado genéticamente, es particularmente perjudicial para nuestra salud. Ojalá hubiera leído el libro del doctor Davis antes de

---

7. Aguilar, Madrid, 2014. *(N. del E.)*

embarcarme en mi programa, porque me habría facilitado mucho renunciar al trigo. Leerlo y ver las consecuencias de sus datos me asustó muchísimo, y nunca más me apetecerán el pan o la pasta. Por esa razón, recomiendo leer *Sin trigo, gracias* como una ayuda motivacional para dejar el trigo por completo, y porque tiene una gran cantidad de información sobre lo que se debe y no se debe comer, incluyendo muchas recetas interesantes. Yo tuve que aprender a preparar platos sabrosos y sin trigo. Tú no tienes por qué hacerlo.

Mantenerse alejado de los productos derivados del trigo tiene otro efecto muy importante: hace que pierdas peso. Como mucho, buena parte de ello es altamente calórico (por ejemplo, queso como el cheddar o el suizo) y pierdo peso sin esfuerzo. No te dejes engañar por las lecturas de mi peso en la tabla 3, el incremento que muestran de 0,5-1 kg se debe al aumento de masa muscular que explicaré en el capítulo 7. En el momento de escribir este libro, mi peso es de 72 kg, menos de los 82,2 kg que tenía al principio de la Fase 1. Éste es mi peso ideal y lo mantengo sin esfuerzo, como explicaré en la segunda parte de este libro.

Divorciarse del trigo es por tu bien y debes hacer las paces con ello. Eso no significa que, con el tiempo, no podrás comer media galleta con té, pero eso es lo más lejos que puedes llegar.

Carbohidratos

Has de adoptar una dieta libre de carbohidratos, porque éstos terminan como azúcar en tu torrente sanguíneo. Sin embargo, tu dieta nunca estará realmente libre de ellos, porque los carbohidratos se esconden en todas partes y siempre los ingerirás independientemente de lo que comas. Eso es bueno, porque para que sea equilibrada, tu dieta necesita suministrar *algunos* carbohidratos a tu cuerpo. Sin embargo, de acuerdo con el doctor Davis, si quieres deshacerte de la diabetes debes mantener tu consumo de carbohidratos a menos de 30 gr por día. Por otra parte, mientras que en las dos primeras etapas es necesario evitar absolutamente los carbohidratos, en la etapa de mantenimiento, después de alcanzar tu objetivo, podrás aflojar un poco esas reglas y comer a veces algo de carbohidrato. (*Véase* también el capítulo 10 para una reflexión sobre la flexibilización de las reglas y sugerencias para hacerlo).

Es posible que no siempre sepas lo que contiene carbohidratos y lo que no. Como dije, se esconden en lugares inesperados, por lo que debes confiar en las tablas de índice glucémico publicadas por fuentes serias, como la de la Facultad de Medicina de Harvard.[8] Por supuesto, es posible que ya estés familiarizado con ellas si has tenido que lidiar con la diabetes tipo 2 durante un tiempo, pero quizás no las considerases una herramienta para descubrir carbohidratos ocultos. La tabla te dirá si un alimento que piensas comer tiene un alto índice glucémico (en cuyo caso no querrás comerlo de ningún modo), pero ten en cuenta que también puede darte valores tentadoramente bajos para productos a base de trigo, lo que no significa que se te permita comerlos (por ejemplo, el índice de los fetuchini es de sólo 32, pero el trigo es trigo).

---

8. www.health.harvard.edu/diseases-and-conditions/glycemic-index-and-glycemic-load-for-100-foods

Nada que contenga azúcar

Sé que nuestras madres querían que comiéramos fruta porque es saludable, pero la fruta está llena de azúcar, por lo que no se permite en absoluto en las dos primeras etapas. Está claro que necesitas vitaminas, pero búscalas en las verduras. Sin embargo, algunas frutas son menos azucaradas que otras (bayas, manzanas), y en la tercera etapa podrás comerlas de vez en cuando. Para ello tendrás que testar cada variedad y asegurarte de que no disparan inesperadamente tu nivel de azúcar en sangre por las nubes (una vez más, somos únicos también en el hecho de que cada individuo reacciona de manera diferente a los mismos alimentos, y un alimento supuestamente seguro puede no ser bueno para ti).

Mi mayor contrariedad es que no puedo comer algunos tipos de chocolate en absoluto (lo amplío en la parte 2). Me encanta el chocolate, y la mayoría de las veces (cuando no estoy rompiendo mis reglas) debo conformarme con las segundas mejores marcas, endulzadas con stevia (el único edulcorante que se debe usar, e incluso sólo en ocasiones). Lo tengo asumido.

Alcohol

Lo siento, nada de alcohol. Ése es uno de los más grandes de-ninguna-manera. Sin embargo, si eres un amante del vino como yo, quizás puedas tomar medio vaso de vino tinto en el almuerzo o la cena a partir de la tercera etapa.

Edulcorantes artificiales

Cualquier cosa que contenga edulcorantes artificiales debe estar fuera de la mesa. Eso incluye los refrescos y todos los llamados «productos dietéticos». Se tarda unas dos semanas en acostumbrarse a tomar café y té sin azúcar, y la gran ventaja es que después de limpiar tus papilas gustativas de esas sustancias químicas tu comida te empezará a saber mucho mejor. Créeme, no tienes nada que perder si no endulzas tus bebidas. Y he descubierto que puedo disfrutar de mi comida con agua o agua con gas.

Cerveza

Ésa es otra de las cosas que me hizo suspirar, pero no hay nada que pueda hacer al respecto: debo alejarme de la cerveza. Además del alcohol, contiene otros ingredientes indeseables. Un componente básico de la cerveza es una fuente de almidón, como la cebada malteada, que puede ser sacarificada (convertida en azúcares) y fermentada (convertida en etanol y dióxido de carbono). Eso es veneno para ti. Debes tener en cuenta que la razón por la que la cerveza no se menciona en las tablas de índices glucémicos no es porque sea glucémicamente segura, sino porque su índice glucémico no se puede probar debido a su bajo contenido de carbohidratos. Sin embargo, «bajo» aquí significa «bajo con fines de medición», no para tu nivel de azúcar en sangre. Por ejemplo, una cerveza de 300 ml tendrá alrededor de 10 g de carbohidratos, que es un tercio del total de tu consumo diario permitido. Beber cerveza aumentará los niveles de glucosa en sangre, se encuentre en la tabla del índice glucémico o no.

Alimentos procesados

La comida procesada es mala para ti, punto. No tengas la tentación de creer en las etiquetas y los anuncios que le dicen lo saludables que son los cereales matutinos, o lo bien alimentados que estaban los cerdos que fueron a parar a tu perrito caliente. En particular, evita todos los productos llamados «sin gluten». Como explica el doctor Davis, muchos alimentos sin gluten se elaboran reemplazando la harina de trigo por almidón de maíz, de arroz, de patata o de tapioca (extraído de la raíz de la planta de mandioca). Esto es especialmente peligroso para cualquiera que busque bajar diez, quince o más kilos, ya que los alimentos sin gluten, aunque no desencadenan la respuesta inmune o neurológica del gluten de trigo, sí desencadenan la respuesta de la glucosa-insulina que hace aumentar de peso. Los productos derivados del trigo aumentan el azúcar en sangre y la insulina más que la mayoría de los otros alimentos, pero los hechos con almidón de maíz, de arroz, de patata y de tapioca están entre los pocos alimentos que aumentan el azúcar en sangre incluso más que los productos derivados del trigo.

Muchos aderezos para ensaladas listos para usar también contienen espesantes y saborizantes que contienen almidón y que son perjudiciales para ti. De manera similar, el kétchup a menudo contiene sacarosa o jarabe de maíz con alto contenido de fructosa. Yo sólo uso limón, vinagre (preferiblemente de manzana) y, ocasionalmente, vinagre balsámico, además de aceite de oliva, para aliñar mi ensalada, y los recomiendo por su buen sabor.

ALIMENTOS RECOMENDADOS

Entonces, ¿queda algo que podamos comer? Queda mucho.

Verduras

Con pocas excepciones, come tantas verduras y tan frecuentemente como desees. Las excepciones incluyen guisantes, zanahorias, patatas, garbanzos, lentejas y tomates (me encantan los tomates, pero el contenido de azúcar es demasiado alto).

Carne

La carne sin procesar es adecuada. Por supuesto, si tienes el colesterol o el ácido úrico muy alto, debes evitar las carnes rojas en lo posible y comer en su lugar carne de ave. Sin embargo, he descubierto que comer carne en la cena puede afectar negativamente mis niveles matutinos. Una vez más, esto me ocurre a mí, y puede ser que no experimentes ninguna diferencia cuando comas carne. Por otro lado, teniendo en cuenta que dormir bien por la noche también es muy importante (*véase* el capítulo 8), es mejor cenar poco. Las verduras y el pescado son siempre una buena opción para la cena.

Pescado

Siempre me ha gustado el pescado, y me gusta más ahora que he descubierto más variedades y modos de cocinarlo simplemente prestando más atención a lo que voy a comer. Los mariscos me agradan menos y los como muy poco, si es que lo hago. Por la razón que sea, con mi dieta actual no parecen tan sabrosos como antes, pero cuando cambias tu dieta tan drásticamente como yo lo he hecho, tu gusto cambia, sobre todo para mejor.

El salmón ahumado es ideal para el desayuno, junto con queso o huevos fritos, al igual que el atún.

Productos lácteos

Los productos lácteos son adecuados, pero la leche contiene azúcar, por lo que debe consumirse en pequeñas cantidades. El queso duro y curado es particularmente bueno como aperitivo.

Frutos secos

Los frutos secos son mi tentempié favorito y siempre llevo una bolsa de frutos secos mezclados. El doctor T. Colin Campbell elogia los muchos beneficios de comerlos.[9] Todo lo que puedo agregar es que también son sabrosos.

Huevos

Los huevos son un componente importante de toda dieta, particularmente en la mañana y después del ejercicio.

Té verde

Se considera que el té verde tiene una gran cantidad de efectos beneficiosos,[10] aunque no todos los estudios coinciden en ellos y posiblemente no todas las ventajas mencionadas sean reales o significativas.

---

9. https://bluezones.com/2017/07/why-nuts-are-nutritional-power-house
10. https://authoritynutrition.com/top-10-evidence-based-health-benefits-of- green-tea

Entre los beneficios relevantes que nos interesan encontrarás que:

1. El té verde aumenta la quema de grasa y mejora el rendimiento físico. Se ha demostrado que el té verde aumenta la quema de grasa y aumenta la tasa metabólica en los ensayos controlados en humanos, aunque no todos los estudios están de acuerdo.

2. El té verde puede reducir tu riesgo de diabetes tipo 2 (y, posiblemente, ayudar a controlarla). Algunos ensayos controlados muestran que el té verde puede causar reducciones leves en los niveles de azúcar en sangre.

3. El té verde puede ayudarte a perder peso y reducir tu riesgo de obesidad. Algunos estudios muestran que el té verde conduce a una mayor pérdida de peso. Es particularmente eficaz para reducir la grasa abdominal peligrosa.

4. Está delicioso. Existen tantas variedades de té verde en el mercado que todo el mundo puede encontrar las variedades que le gustan.

Sin embargo, si bebes mucho té, así como agua, y particularmente si haces ejercicio intenso, asegúrate de agregar cantidades suficientes de sal a tu dieta, particularmente si sigues una dieta baja en sodio, porque beber mucho y sudar puede hacerte perder demasiado sodio, lo cual puede ser peligroso.

UN DÍA COMO EJEMPLO

Lo primero a tener en cuenta es que, para tener éxito en la Fase 1, debes hacer del desayuno tu comida principal. Hay muchas razones diferentes para esto,[11] prácticas y filosóficas, pero la realidad (basada en mi experiencia) es que la cena debe ser escasa, mientras que el almuerzo debe ser mayoritariamente vegetal. Pero si juegas bien tus cartas, no tendrás hambre. Un truco importante para la primera etapa, y al menos la mitad de la segunda, es recordar comer algo entre comidas, cada tres o cuatro horas. Con el tiempo, el hambre disminuirá y estarás satisfecho con un tentempié ligero de vez en cuando.

Y así fue cómo lo hice:

Mañana

Una ensalada grande con aceite de oliva y aderezo de limón, o aceite de oliva y aderezo de vinagre de manzana. Uno o dos huevos revueltos o media porción de atún en aceite o al natural, o salmón ahumado en lonchas. A veces añadía un poco de nata, requesón o algo parecido. Lo acompañaba con una taza de café o té verde sin azúcar.

Hasta la comida

Hasta que se te encoja el estómago, te recomiendo llevar al trabajo una fiambrera con pepinos y pimientos morrones crudos (excepto los verdes, que en realidad pueden estar inmaduros, ser versiones no maduras de otras variedades de

---

11. Esto también está relacionado con la liberación de insulina durante el día, como se verá más adelante en la parte 2.

color y pueden tener un menor contenido de vitamina C y carotenoides saludables), y cualquier otra hortaliza que te apetezca cortada en tiras; puedes comer la cantidad que quieras, pero sin olvidarte de comer algo por lo menos cuatro horas después del desayuno. No debes tener hambre, y si te sientes vacío, pica hortalizas.

Cuando, pasado un tiempo, sientas sólo un poco de hambre entre las comidas, recomiendo comer sólo unos pocos frutos secos variados con una taza de té. En términos generales, recomiendo beber tanto té verde como puedas entre comidas. La única desventaja de beber té verde es la necesidad de ir al baño más a menudo, pero ayuda a pasar el tiempo hasta la siguiente comida.

Comida

Qué comer en la comida depende mucho de lo que hayas desayunado, porque lo que no quieres es aburrirte. La base debería ser de nuevo una ensalada, pero si comiste huevos para el desayuno, puede que quieras hacer una ensalada de atún. Por el contrario, si comiste atún por la mañana, puedes agregar un huevo duro a la ensalada. Otra buena opción es el queso duro. No hay límite en la cantidad de verduras que puedes comer, pero necesitas ir despacio con las grasas y las proteínas. Añadir aguacate a la ensalada es en muchos casos muy satisfactorio, así como añadirle semillas de calabaza o girasol. Éstos son sólo ejemplos y tú puedes y debes ser creativo.

Si trabajas fuera de casa, te recomiendo encarecidamente que te lleves la comida de casa. Creo que prepararse uno mismo el almuerzo que uno quiere es realmente satisfactorio (no dejes que tu pareja lo haga, lee sobre esto en el capítulo 10). Así sabrás exactamente qué te vas encontrar, y no comerás alimentos perjudiciales porque vayas con prisa o porque no puedas encontrar los adecuados en el lugar donde estés comiendo. Esto es algo muy importante.

Sé que, como persona adulta, puede que te avergüences al principio de llevarte una fiambrera como hacías en el cole. Supéralo. Después de hacerlo unas cuantas veces te preguntarás por qué nunca lo hiciste antes.

Entre la comida y la cena

Descubrí que un tentempié consistente en un 3 % de yogur y un puñado de frutos secos variados me ayudaba a pasar el día y a cenar con un apetito saludable, sin estar hambriento. Pero, de nuevo, siempre y cuando no te desvíes de las reglas básicas de nada de carbohidratos y sobre todo verduras, lo que hagas estará bien. En mi caso, también me función el queso semiduro con nueces como tentempié, sobre todo los fines de semana, cuando tenía la oportunidad de elegir entre una selección de quesos de mi nevera.

Cena

La cena debe ser lo más ligera posible, preferiblemente sin proteínas. Pero si te apetecen, un filete de pescado pequeño es probablemente la mejor opción. Me gusta mucho comer verduras a la parrilla, ligeramente sazonadas con aceite de oliva y vinagre balsámico. Creo que un plato con berenjena, pimiento morrón, cebolla y calabacín es de lo más satisfactorio. Si prefieres las verduras salteadas, las opciones adicionales incluyen brócoli, espárragos, coles de Bruselas y repollo. Hay todo un mundo ahí fuera esperando que lo descubras y una gran cantidad de recetas vegetarianas en todas partes, tanto *online* como en los libros.

No pretendo darte instrucciones detalladas para que las sigas día a día. Eso es exactamente lo que ha hecho que todas las dietas que he probado antes fallaran estrepitosamente. No lo necesitarás una vez que hayas entendido el plan básico de lo que debe y no debe hacerse, el cual se puede deducir fácilmente del ejemplo dado arriba. Si necesitas más ejemplos de menús diarios, te recomiendo que leas las recetas del libro del doctor Davis. Pero al final, lo que necesitas es saber lo que a ti te funciona, lo que le funciona a la planta química de tu propio cuerpo. No dejes que nadie te diga lo que es bueno para ti, en especial quienes ofrecen dietas falsas y de moda. Eres perfectamente capaz de decidir por ti mismo qué alimentos te gustan y cómo influyen en tu cuerpo.

Sin embargo, cuando pases a la Fase 2 todo será mucho más sencillo y verás que necesitas prestar poca atención al menú, pero llegaremos a ello a su debido tiempo. Por ahora, debes atenerte a las reglas establecidas anteriormente.

CAPÍTULO 6

Todo está en tu cerebro

Antes de pasar a los pasos prácticos complementarios que debes seguir para luchar contra la diabetes tipo 2, además de comer bien, es muy importante comprender el papel que desempeña nuestra mente en todo esto. Estoy firmemente convencido de que la clave del éxito en todas las prácticas que requieren fuerza de carácter y determinación es una creencia completa y sin reservas en la posibilidad de que puedes tener éxito y alcanzar tu meta. Digo «posibilidad», no «certeza», porque podrías fracasar aunque fueras capaz de tener éxito, e incluso cuando tratas de hacer algo que cualquier otro puede hacer. Eso puede suceder simplemente porque te equivocaste en algún detalle, o por alguna diferencia innata entre tú y el resto del mundo. No puedo ofrecer ninguna prueba matemática de la verdad de estos preceptos, y debes llegar a tu propia convicción de que tengo razón a través de tu propia experiencia. Sólo puedo relatar lo que sé que es verdad para mí y que creo que es una verdad universal.

¿Alguna vez has pensado cómo es que tu cuerpo es capaz de ejecutar una miríada de reacciones bioquímicas complejas continuamente y que todo funcione sin problemas y correctamente? ¿Quién está sentado en la sala de control de tu «fábrica de productos químicos» y se asegura de que todo esté bien sincronizado? Todos estos procesos se ejecutan de forma autónoma, sin necesidad de tu intervención, porque si necesitaran que los ejecutaras, morirías de inmediato. Pero aunque tu mente no necesita que dirijas el espectáculo, puedes influir en su actividad y dirigirlo en la dirección deseada, al menos hasta cierto punto.

Las muchas maneras en que tu mente puede influir en tu cuerpo están fuera del alcance de este libro. Sin embargo, hay al menos un tema que debe analizarse, y es el estrés. Desde el siglo XVII se sabe que el estrés puede contribuir a la hiperglucemia crónica en la diabetes.[12] No obstante, cuando acudiste a tu médico para hablar de tu diabetes tipo 2, ¿te dijo que lo primero que debías hacer era controlar y reducir drásticamente tu nivel de estrés? ¿No? Me lo imaginaba.

Como explica bien el doctor Scott M. Fried en su libro *A Surgeon's Self-Hypnosis Healing Solution,*[13] la mayoría de los procesos de la enfermedad —como las lesiones nerviosas, las enfermedades cardíacas, la hipertensión arterial, la diabetes de inicio en la edad adulta, la osteoartritis y muchos tipos de cáncer— se desarrollan lentamente a través de microtraumas acumulativos en nuestros cuerpos. Estos

---

12. Richard S. Surwit, Mark S. Schneider, y Mark N. Feinglos (1992). «Stress in Diabetes Mellitus», *Diabetes Care 15*(10): 1413-1422. https://doi.org/10.2337/diacare.15.10.1413

13. Fried, Scott M., *A Surgeon's Self-Hypnosis Healing Solution - My Father's Secret.* Edición Kindle.

pequeños traumas, a menudo autoinducidos, cuando se reconocen pueden ser detenidos o mitigados y se evitan los efectos a largo plazo. Y podemos revertir estos procesos de la enfermedad simplemente relajándonos, cambiando los patrones de comportamiento, disminuyendo la velocidad y regenerándonos de una manera apropiada. No lo sabías, ¿verdad? ¿Y cómo podías haberlo hecho si tu médico no te lo dijo?

Si no puedo convencerte de que inviertas en relajarte y reducir tus niveles de estrés, y con ello mejorar tu nivel de glucosa en sangre, no puedo convencerte de nada. No te cuesta nada, te hace sentir bien y mejora tu salud, así que, por favor, tómatelo en serio. Hay muchas maneras de reducir el estrés y has de escoger la mejor para ti. En parte puede conseguirse a través del ejercicio físico, que es una necesidad que se tratará en el capítulo 7. Otras formas incluyen la autohipnosis, las imágenes guiadas y llevar a tu cónyuge al cine con más frecuencia. Si decides investigar esas opciones, puedo recomendarte las siguientes referencias, todas las cuales están fácilmente disponibles:

1. *Guided Imagery for Self-Healing* (Imágenes guiadas para la autocuración), por Martin L. Rossman, M. D.

2. *More Instant Self-Hypnosis: Hypnotize Yourself as You Read* (Más autohipnosis instantánea: hipnotízate a ti mismo mientras lees), por Forbes Robbins Blair.

3. *Change Your Life with Self-Hypnosis* (Cambia tu vida con la autohipnosis), por Michael Hadfield.

Lo dije antes y lo repito no para desanimarte, sino, por el contrario, para animarte. Lo que quieres lograr no es una tarea fácil y necesitas convencerte de que el resultado vale la pena. En serio. Comenzando a invertir en este proceso verás resultados muy pronto y eso consolidará tu creencia. No hay nada más convincente que hacer algo para bajar tu nivel de azúcar en sangre y encontrar por la mañana que tienes el nivel más bajo que has visto en mucho tiempo.

La razón por la cual necesitas creer en tu habilidad para tener éxito es que a veces tu lectura será más alta después de unos pocos días en los que notaste una mejoría, y puedes sentirte desconcertado. Pero no somos máquinas y tenemos altibajos. Es algo humano. Puede que lo hayas hecho todo bien, la comida y el ejercicio, y que aun así tu lectura sea más alta que la de ayer. Cuando eso suceda, piensa en cómo fue el día: ¿fue un día duro en la oficina, te alteraste por algo, estuviste estresado, no te relajaste al llegar a casa, comiste algo inhabitual? O tal vez hiciste todo lo que estaba en tu mano y tu lectura es inexplicablemente alta. Eso ocurre y está bien que así sea. No puedes dejar que un pequeño contratiempo te desanime. ¡Tú vales mucho más!

Escucha a tu cuerpo

Como señalé antes, sabes mucho más de tu cuerpo de lo que crees. Según el doctor Martin Rossman:[14]

---

14. Rossman, Martin. L., *Guided Imagery for Self-Healing: An Essential Re-source for Anyone Seeking Wellness.* New World Library. Edición Kindle.

La intuición se define como «el poder de saber sin recurrir a la razón» y se percibe por la visión interior, la escucha interior y el sentimiento interior. Puede ser una función especializada del hemisferio derecho del cerebro. A través de la capacidad del hemisferio derecho para percibir señales sutiles con respecto a los sentimientos y las conexiones, nos guiamos por lo que llamamos instinto, sentimientos viscerales y corazonadas. Al estar callados y atentos a nuestros pensamientos internos, podemos usar los talentos de esta parte descuidada de nuestras mentes de la manera más efectiva.

Deberías escuchar a tu cuerpo porque aunque nunca te enviará un informe detallado, continuamente te señala información importante sobre lo que está sucediendo en tu «planta química». Si optas por ignorar sus señales, te estás perdiendo lo que podrían ser los datos más importantes necesarios para lograr el bienestar. He aprendido a escuchar a mi cuerpo y a prestar atención a lo que me dice, y nunca descarto los pensamientos intuitivos sobre mi salud. El ejemplo del capítulo 3 ilustra muy bien este punto. No sabía por qué el diagnóstico de mi médica no me sonaba bien, pero la sensación era lo suficientemente clara como para cuestionar el hecho de comenzar el tratamiento sin una revisión a fondo, sin importar lo mucho que mi médica se esforzó por asustarme para que empezara a tragar sustancias químicas de inmediato. Una vez más, este libro no pretende analizar el tema de la conexión mente-cuerpo en detalle. Existen muchas buenas referencias sobre el tema, pero lo importante es reconocer que nuestra mente influye en la forma en que nuestro cuerpo trata los niveles de glucosa, porque es nuestra mente la que maneja la planta química de nuestro cuerpo. Por consiguiente, no debemos descuidar nuestro bienestar mental, y en particular el estrés, cuando intentamos superar la diabetes tipo 2.

La Asociación Americana de Diabetes lo deja bien claro:[15]

El estrés se produce cuando algo hace que tu cuerpo se comporte como si estuviera siendo atacado. Las fuentes de estrés pueden ser físicas, como lesiones o enfermedades. O pueden ser mentales, como problemas en tu matrimonio, trabajo, salud o finanzas.

Cuando hay estrés, el cuerpo se prepara para actuar. Esta preparación se llama la respuesta de luchar o huir. En la respuesta de luchar o huir, los niveles de muchas hormonas se disparan. Su efecto neto es hacer que una gran cantidad de energía almacenada –glucosa y grasa– esté disponible para las células. Estas células se preparan para ayudar al cuerpo a alejarse del peligro.

En las personas que tienen diabetes, la respuesta de luchar o huir no funciona bien. La insulina no siempre es capaz de dejar entrar la energía extra en las células, así que la glucosa se acumula en la sangre.

Pero reducir el estrés puede ser más fácil de decir que de hacer, si te encuentras bajo una situación objetivamente estresante, como una enfermedad en la familia, un trabajo

---

15. www.diabetes.org/living-with-diabetes/complications/mental-health/stress.html

exigente, etc., aún hay cosas que puedes hacer para reducir los niveles de estrés. Una opción particularmente agradable, si se dispone del tiempo, es practicar yoga. En un estudio realizado en 2014[16] («Effects of Yogic Exercises on Life Stress and Blood Glucose Levels in Nursing Students»), el autor descubrió que hacer ejercicios yóguicos durante 60 minutos un día a la semana durante 12 semanas, incluyendo ejercicio físico combinado con relajación y meditación, disminuyó significativamente tanto el estrés como los niveles de glucosa en sangre posprandiales comparados con el grupo de control (que no hizo ejercicio).

Otras opciones para reducir el estrés incluyen imágenes guiadas y autohipnosis, pero realmente necesitas averiguar qué es lo que funciona para ti. Lo principal es hacer algo para reducir tu nivel de estrés. Si un paseo por el parque te funciona, genial, y también si escuchar música clásica te reduce el estrés.

Y luego, por supuesto, está el ejercicio físico, que contemplaremos en el siguiente capítulo.

---

16. www.ncbi.nlm.nih.gov/pmc/articles/PMC4273078/

CAPÍTULO 7

Ejercicio

Si odias ir al gimnasio, este libro no es para ti. La Asociación Americana de Diabetes[17] defiende el ejercicio porque:

Hay algunas formas de hacer ejercicio que disminuyen la glucosa en la sangre:

La sensibilidad a la insulina aumenta, por lo que tus células pueden utilizar mejor cualquier insulina disponible para absorber la glucosa durante y después de la actividad.

Cuando tus músculos se contraen durante la actividad, estimulan otro mecanismo que está completamente separado de la insulina. Este mecanismo permite que tus células absorban la glucosa y la usen para obtener energía, esté o no disponible la insulina.

Así es como el ejercicio puede ayudar a reducir la glucosa en sangre a corto plazo. Y cuando estás activo regularmente, también puede reducir tu A1C.

17. www.diabetes.org/food-and-fitness/fitness/get-started-safely/blood-glucose-control-and-exercise.html

Además de estas ventajas, el ejercicio ayuda a perder peso. Aunque el peso pesado del proceso de adelgazamiento es abstenerse de comer productos derivados del trigo y carbohidratos en general, el ejercicio también ayuda. Además, el ejercicio es importante para reducir los niveles de estrés, cuya importancia vimos en el capítulo anterior.

Lo bueno del ejercicio es que es adictivo. Cuando haces ejercicio durante un período de tiempo suficiente, empiezas a disfrutarlo y entonces se convierte en una parte esencial de su día a día. Incluso si al principio te cuesta un poco hacerlo (particularmente si no has hecho ejercicio seriamente durante unos cuantos años), se hace más y más fácil a medida que avanzas.

Entonces, ¿cuánto y cuándo debes hacer ejercicio? Bueno, el momento es fácil: todos los días. Si te fijas la meta de hacer ejercicio todos los días, incluso si te saltas uno no habrá diferencia. En cuanto a la cantidad, depende de cada uno y de sa condición física general. Conviene que consultes con tu médico sobre el tipo de ejercicio que es saludable para ti, para asegurarte de que no te estás causando ningún daño, particularmente si tienes problemas ortopédicos o cardiovasculares. Tengo más de sesenta años, así que antes de empezar a hacer ejercicio en serio, me hice una prueba física exhaustiva para verificar que mi corazón podía resistirlo. No te saltes este paso, porque hacer ejercicio de manera incorrecta puede tener consecuencias nefastas.

Basándome en mi experiencia, sugiero hacer ejercicio moderadamente durante los primeros tres meses aproximadamente. Durante la Fase 1 hice una caminata rápida diaria (a una velocidad promedio de aproximadamente

6,5 km/h) de 4,5-5,5 km, pero empecé a una velocidad más baja –alrededor de 6 km/hora– y con una distancia de unos 4,5 km, y fui aumentando gradualmente hasta alcanzar los valores más altos.

Dependiendo de tu condición física, puede que descubras que después de unos tres meses, el entrenamiento cardiovascular deja de ser un reto y ya no tienes ritmos cardíacos altos (85-90 % de tu máximo) que queman calorías y grasas. Curiosamente, cuanto más en forma estás, menos efectivo es tu entrenamiento diario. Eso puede ser un problema si no has logrado deshacerte de la grasa del vientre en su sección media, que tiende a envolver los órganos que juegan un papel clave en la regulación del azúcar en sangre. En sí misma, la grasa del vientre trabaja para bloquear la acción de la insulina, que es necesaria para reducir el nivel de azúcar en sangre, lo que se conoce como «resistencia a la insulina».

Entonces, ¿qué hacer cuando el ejercicio cardiovascular ya no es tan efectivo como al principio para reducir la grasa del vientre? Si lees los consejos pertinentes sobre cómo hacer ejercicio (pero ten cuidado, por favor), encontrarás que el ejercicio físico es la respuesta. Lo que he hecho en la Fase 1,[18] a partir de la mitad de mi etapa de mantenimiento, es combinar la caminata y el levantamiento de pesas, esto último realizado durante unos 20 minutos 3 veces a la semana en días alternos. De manera simplificada, cuando levantas pesas durante unas cuantas repeticiones se quema todo el

---

18. En la Fase 2, la forma en que haces ejercicio cambiará drásticamente, pero por ahora una rutina como ésta servirá.

glucógeno (azúcar) almacenado en tus músculos. Cuando el glucógeno se agota, se conecta con el azúcar en la sangre. Si agregas varias repeticiones a tu ejercicio, quemarás rápidamente el glucógeno almacenado en los músculos y seguirás usando tus músculos más allá de la capacidad de tu sangre para proporcionar azúcar a los músculos, de modo que tu hígado tendrá que proporcionar el resto de la energía. Cuando esto sucede, tu cuerpo tiene que reemplazar rápidamente el glucógeno que el hígado ha enviado al músculo. Si no comes inmediatamente después del entrenamiento, no hay otra fuente de energía para tu hígado que el tejido adiposo graso alrededor de su cuerpo. Esa grasa extramuscular se descompondrá y las células de grasa se convertirán en combustible para reponer el glucógeno que tu cuerpo utiliza. Por lo tanto, quemarás las grasas de manera efectiva.

Los hombres y las mujeres deben realizar el entrenamiento de fortalecimiento de forma diferente debido a la diferencia en la estructura ósea y muscular, y antes de realizarlo, debes recibir asesoramiento profesional adaptado a tus necesidades específicas.

El otro subproducto del entrenamiento de fortalecimiento es el aumento de la masa muscular. Los músculos pesan más que la grasa y, por lo tanto, verás que estás ganando un poco de peso; por ejemplo, en la tabla 3, lo que le pasó a mi peso entre el 16 de junio y el 11 de julio de 2017. Mi ganancia neta de peso fue de 600 gramos, pero, de hecho, durante ese período perdí la grasa del vientre, y el peso que gané estaba en mis músculos. ¿Cómo puedo saberlo? Cuando llegues a ese punto, debes confiar en el viejo método de decidir si estás perdiendo o aumentando de peso revisando tu ropa. Los pantalones no mienten, y puedes verificar con ellos si tu contorno no va en la dirección correcta.

Este tipo de entrenamiento proporciona otro beneficio más: terminas sintiéndote bien, lleno de energía y de buen humor. Lo que no es poco y se refleja en tu salud. Alrededor del final de la Fase 1 me sorprendió bastante que varias personas a las que no había visto en mucho tiempo se acercaran y me dijeran: «Te ves bien», como si estuvieran sorprendidas de verdad. No puedo decirte exactamente qué es lo que llevó a estos cumplidos –quizás el hecho de mejorar por dentro te hace aparentar mejor por fuera– porque nunca me había pasado nada parecido, pero me estoy acostumbrando a ello. Es la aprobación de personas que no saben qué diablos te estás haciendo a tí mismo, y es otro incentivo para continuar en este camino.

CAPÍTULO 8

Nuevos hábitos

A estas alturas, seguramente ya sabes que para tener éxito has de hacer grandes cambios en tu estilo de vida. Eso significa hacer tantos cambios radicales como sea necesario para implementar las cosas que quieres hacer.

Si te has sentado a desayunar durante los últimos 20 años con café dulce y pastel de zanahoria, no puedes esperar que al hacerlo con café sin azúcar y un pepino frío te guste. Esto significa que necesitas matar tus viejos hábitos y comenzar otros nuevos que funcionen bien con tu plan para mejorar.

He sido un búho nocturno toda mi vida. Nunca me iba a la cama antes de la 1 de la madrugada, y normalmente lo hacía mucho más tarde. Funcionaba mejor por la noche (o eso creía) y dejaba todo el trabajo que requería concentración para la madrugada. Levantarme por la mañana siempre ha sido una tortura para mí, y si tenía que levantarme antes de las 8 de la mañana, caminaba como un zombi la mayor parte del día. Cuando me di cuenta de que hacer ejercicio durante una hora o más cada día iba a ser un reto si llegaba tarde del trabajo a casa y me sentía derrotado como estaba (en parte debido a mi alto nivel de glucosa en sangre), tomé una decisión valiente: hacer ejercicio por la mañana. De esa manera, un largo día en la oficina ya no era una excusa válida para saltarse el ejercicio. Empecé a levantarme a las 5:45 de la mañana, a beber una taza de café sin azúcar (y a disfrutarlo) y salir a caminar a las 6:15. Si el tiempo no lo permitía, lo hacía en la cinta de correr. Me iba a la cama a las 10:30-11:00 p.m. y me levantaba descansado y listo por la mañana. Ya no soy mi antiguo yo.

Soy una persona completamente nueva. Simplemente al tomar la decisión de deshacerme de un viejo hábito, me he encontrado en nuevos territorios donde mi cuerpo no esperaba recibir un trato familiar, y he sido capaz de poner en práctica nuevas reglas sin que mi mente y mi cuerpo sintieran ninguna sensación de pérdida. (Desde entonces he hecho muchos otros cambios y continuaré haciéndolos, porque el cambio me ayuda a cosechar los beneficios de mi arduo trabajo; encontrarás más información al respecto en la parte 2).

Como resultado de esta decisión tan radical, he ganado mucho más. Otro hábito estúpido que tenía era el de ver las noticias de medianoche (y a menudo quedarme dormido con ellas o con cualquier programa que apareciera después).

Ahora, en cambio, leo el periódico de la mañana, lo que significa que sólo pierdo unos minutos para ponerme al día. He descubierto que las noticias de la televisión son realmente una pérdida de tiempo, el cual puedo utilizar para leer y relajarme. Ver la televisión por la noche también echa a perder el sueño. Según Shawn Stevenson,[19] «Numerosos estudios han confirmado que ver la televisión antes de acostarse interrumpe tu ciclo de sueño. Puede parecer una actividad mundana tumbarte a ver la televisión en la cama, pero hay partes de tu cerebro que se están encendiendo como fuegos artificiales. En realidad estás introduciendo un factor estresante en tu cerebro y en tu cuerpo, especialmente si es hora de ir a la cama». Cuando te preparas para adquirir nuevos hábitos, es un buen momento para revisar los viejos y determinar si están perjudicando tu meta. Dormir bien es esencial para estar relajado y hacer ejercicio adecuadamente, así como para perder peso, por lo que es algo que debes considerar y tener en cuenta a la hora de combatir la diabetes tipo 2.

Después del ejercicio matutino y de una ducha revitalizante, estarás más que listo para el desayuno. En el pasado, «desayuno» significaba para mí principalmente cereales (aquellos que nos venden como «cereales integrales saludables», pero que en realidad son un concentrado de carbohidratos nocivos, trigo y productos sin trigo). Con la excepción de los huevos y el beicon, nunca consideré comer nada en el desayuno que no tuviera un componente importante de hidrocarburos. Con mis huevos y mi beicon siempre comía muchas tostadas con mantequilla y mermelada o miel y, por supuesto, un café bien endulzado. Por contra, en la Fase 1 me di un festín con una magnífica ensalada de atún,

---

19. Stevenson, Shawn. *Sleep Smarter: 21 Essential Strategies to Sleep Your Way to a Better Body, Better Health, and Bigger Success* (p. 97). Rodale Books.

salmón ahumado, huevos o queso, bañada con té verde sin azúcar, ¡y me gustó!

Ésa es la fuerza de la costumbre. No estoy diciendo que me haya gustado inmediatamente o que me haya parecido más sabroso que los cereales. Pero después de un tiempo, un par de semanas como mucho, me encontré disfrutándolo y ya no pensé en los alimentos dulces para el desayuno. Había creado un nuevo hábito.

No puedo decirte qué hábitos tienes que perder y qué partes del día tienes que poner al revés, porque no te conozco ni sé cómo es tu día. Pero tú sí, y si eres honesto contigo mismo sabes qué hacer y que no tienes excusa para no hacerlo.

¡No lo pospongas! Tendrás que dejar esos deliciosos cruasanes que has podido seguir comiendo gracias a tu medicación píldoras de glucosa, así que es mejor deshacerse de ellos ahora.

¡He dicho *ahora!*

CAPÍTULO 9

Suplementos alimenticios

Algunas personas te dirán que los suplementos alimenticios son como el bálsamo de Fierabrás. Estoy de acuerdo, pero, sin embargo, sugiero que los uses en las dos primeras etapas de tu lucha. Puedo explicar esa aparente contradicción en dos palabras: efecto placebo.

Como Jo Marchand relata en su excelente libro,[20] «El efecto placebo sólo ha sido estudiado en unos pocos sistemas hasta ahora, pero probablemente hay muchos otros [...], el efecto placebo no es un fenómeno único, sino un "crisol" de respuestas, cada una de las cuales usa diferentes ingredientes de la farmacia natural del cerebro». En otras palabras, cuando le damos a un paciente un placebo, es una señal para que el cerebro libere los materiales que hacen el trabajo, aunque sólo nos hayan dado una pastilla de azúcar. Pero el efecto más importante de todos, que es relevante para lo que estamos examinando aquí, es el hecho de que las píldoras placebo tienen un efecto curativo incluso cuan-

---

20. Marchant, Jo. *Cure: A Journey into the Science of Mind Over Body* (p. 17). Crown/Archetype.

do sabemos de antemano que no contienen ningún fármaco. Uno de los líderes en este campo de investigación es el catedrático de Medicina de Harvard Ted Kaptchuk, quien explicó sus resultados en una entrevista reciente[21] que vale la pena leer.

Esto no debería sorprendernos, porque los rituales de sanación han existido desde el principio de los tiempos. Como se ha dicho antes, nuestro cerebro dirige el espectáculo y puede decirle a la fábrica química de nuestro cuerpo que fabrique «productos» químicos que tengan un efecto curativo, pero antes de que lo haga debe saber que esto es necesario. Un ritual –incluido el de tomar una píldora que no contiene ningún principio activo– parece ser una forma de comunicar esa necesidad a nuestro cerebro. Por eso me parece que tomar algunos complementos alimenticios en las primeras etapas, psicológicamente intensas, de nuestra lucha contra la diabetes tipo 2 puede ser recomendable. Además, no puedo descartar que algunos de estos suplementos puedan tener un efecto beneficioso, ya que en algunos casos existen investigaciones que respaldan esa posibilidad.

Sin embargo, no debemos olvidar que los complementos alimenticios son sustancias químicas que pueden interactuar con otros medicamentos que estés tomando, o que pueden no estar indicados para ti. Tendemos a considerar las sustancias naturales de manera diferente a las químicamente manufacturadas, y en algunos casos eso es correcto,

---

21. www.vox.com/science-and-health/2017/6/1/15711814/open-label-placebo-kaptchuk

pero desde luego no siempre. No debemos olvidar que las drogas naturales siguen siendo drogas. Algunos de los venenos más letales son naturales, y otros productos aparentemente inocuos de la Madre Naturaleza pueden enfermarnos. Por lo tanto, antes de decidir tomar un suplemento debes consultar a tu médico.

Ahora repasemos una lista de suplementos que tal vez estés pensando en tomar, al menos hasta que hayas concluido la etapa 2 de tu trabajo de Fase 1. Yo sugiero tomar la dosis más baja recomendada en cada caso.

Fibras de konjac. La fibra de konjac es un almidón de la raíz de la planta de konjac *(Amorphophallus konjac)* que crece tanto en China como en Japón. Los japoneses consideran el konjac como un alimento saludable, especialmente bueno para el funcionamiento intestinal. Su componente principal es el glucomanano, una fibra dietética soluble en agua compuesta por azúcares de manosa y glucosa. Según un estudio de 2008,[22] el glucomanano redujo significativamente el colesterol total, el colesterol LDL («malo») y los triglicéridos, mantuvo estable el azúcar (glucosa) en sangre y tuvo un ligero efecto sobre el peso.

Mi propia experiencia con las fibras de konjac, tomadas antes de cada comida durante dos meses, no produjo ningún efecto desagradable.

Gymnema sylvestre. La *Gymnema* se ha utilizado para bajar el azúcar en la sangre, reducir la cantidad de azúcar

---

22. www.ncbi.nlm.nih.gov/pubmed/18842808

absorbida por los intestinos, bajar el colesterol LDL y estimular la liberación de insulina en el páncreas.

Si eres como yo, puede que estés luchando contra la afición a los dulces, lo que hace que perder peso sea aún más difícil y, por supuesto, te expone a alimentos que contienen azúcar. La *Gymnema sylvestre* contiene ácidos gimnémicos, los cuales, cuando entran en contacto con tu lengua, en realidad llenan los receptores de azúcar de tus papilas gustativas y bloquean su capacidad de saborear lo dulce.[23] Ya sea un efecto placebo o no, yo noté una reducción aguda en el antojo de azúcar mientras tomaba cápsulas de hojas de *Gymnema*.

Los estudios clínicos con *Gymnema sylvestre* son raros (uno se pregunta por qué). Un estudio en humanos encontró un efecto de elevación de la insulina[24] como resultado de la capacidad única de la *Gymnema* para reparar las células beta en el páncreas. Sin embargo, la literatura menciona, además de su promesa como material reductor de azúcar, también la posibilidad de interacción adversa con otros medicamentos y, por lo tanto, antes de tomarlo, debes consultar a tu médico.

Ginseng coreano (extracto de raíz). La raíz de ginseng tiene un amplio reconocimiento y se ha convertido en un remedio herbolario popular en todo el mundo. Sus usos van desde remedios para el dolor de cabeza, la fiebre y la indigestión, hasta el tratamiento de la infertilidad y la disfunción eréctil. Como estimulante, la raíz ayuda a mejorar

23. www.ncbi.nlm.nih.gov/pmc/articles/PMC3912882
24. www.ncbi.nlm.nih.gov/pubmed/2259217

la concentración y se utiliza para aumentar la memoria, el poder de retención y el pensamiento general. También encuentra uso extensivo en remedios para combatir la depresión, la ansiedad y los cambios de humor. Aumenta la inmunidad y mantiene las infecciones a raya.

Sin embargo, el efecto potencialmente beneficioso que parece ser más útil junto con los propósitos de este libro es su acción antiestrés[25] (*véase* la reflexión sobre el estrés en el capítulo 6).

Coenzima Q10. La coenzima Q10, o CoQ10, es una sustancia que el cuerpo humano produce naturalmente y que las células utilizan para generar energía. La CoQ10 también es un poderoso antioxidante que ayuda a combatir los radicales libres que pueden dañar las células y el ADN.

A medida que uno envejece, el cuerpo produce cada vez menos CoQ10. Las personas con diabetes y otras afecciones (como la enfermedad de Parkinson y problemas cardíacos) tienden a tener niveles bajos de CoQ10. No se sabe cuál es la gallina y cuál el huevo o, en otras palabras, si la enfermedad causa la deficiencia o si la deficiencia aparece primero haciendo que las células envejezcan más rápido y que la enfermedad sea más probable.

La CoQ10 se encuentra en ciertos alimentos. Sus mejores fuentes son el pescado graso y las vísceras, como el hígado de ternera. Los suplementos de CoQ10 están disponibles en la mayoría de las farmacias y tiendas de alimentos naturales. La suplementación con CoQ10 también puede

---

25. www.ncbi.nlm.nih.gov/pubmed/15215639

funcionar como una ayuda natural para reducir el colesterol y mejorar la salud del corazón, mientras que los escasos datos parecen sugerir que funciona bien en combinación con las estatinas. Los suplementos de coenzima Q10 tienen pocos efectos secundarios reportados. El más común parece ser el malestar estomacal.

La CoQ10 también puede reducir los niveles de azúcar en la sangre,[26] aunque los estudios sobre el tema no parecen ser concluyentes. Sin embargo, los suplementos de CoQ10 pueden ser muy importantes si estás tomando estatinas,[27] porque en una actualización para el consumidor publicada el 29 de febrero de 2012, la FDA advirtió que las estatinas podrían aumentar el riesgo de diabetes tipo 2,[28] algo que tu médico podría no haberse molestado en decirte.

Los suplementos de CoQ10 pueden interactuar con algunos medicamentos, incluyendo betabloqueantes, algunos antidepresivos y medicamentos de quimioterapia. Asegúrate de consultar a su médico antes de tomar CoQ10.

El picolinato de cromo. El cromo –específicamente el cromo trivalente– es un oligoelemento esencial. El cromo forma un compuesto en el cuerpo que parece mejorar los efectos de la insulina y reducir los niveles de glucosa. Sin embargo, también tiene riesgos y su uso es algo controvertido.

26. www.umm.edu/health/medical/altmed/supplement/coenzyme-q10
27. www.lifeextension.com/Magazine/2017/5/Research-Update-Coq10-Fights-Statin-Induced-Diabetes/Page-01
28. www.fda.gov/ForConsumers/ConsumerUpdates/ucm293330.htm

Una revisión sistemática y un metaanálisis de 2014 sobre la eficacia y seguridad de los suplementos de cromo en la diabetes[29] concluyó que:

La evidencia disponible sugiere efectos favorables de los suplementos de cromo sobre el control glucémico en pacientes con diabetes. El monosuplemento de cromo puede mejorar además los niveles de triglicéridos y HDL-C. La administración de suplementos de cromo en dosis habituales no aumenta el riesgo de reacciones adversas en comparación con un placebo. Los datos sobre la administración de suplementos combinados con cromo son limitados e inconclusos. El beneficio a largo plazo y la seguridad de los suplementos de cromo aún están por investigar.

Un ensayo aleatorio controlado con placebo de 2015[30] concluyó que «el tratamiento de cuatro meses con un suplemento dietético que contenía canela, cromo y carnosina disminuyó la FPG (glucosa en plasma en ayunas) y aumentó la masa libre de grasa en sujetos prediabéticos con sobrepeso u obesos. Estos efectos beneficiosos podrían abrir nuevas vías en la prevención de la diabetes».

Otra revisión de 2015 de la literatura de ensayos clínicos[31] concluyó que «la suplementación de Cr con levadura de cerveza puede proporcionar beneficios marginales al re-

29. www.ncbi.nlm.nih.gov/pubmed/24635480
30. www.ncbi.nlm.nih.gov/pubmed/26406981
31. www.ncbi.nlm.nih.gov/pubmed/25971249

ducir la FPG en pacientes con DMT2[32] en comparación con el placebo; sin embargo, no tuvo ningún efecto sobre la A1C».

Al igual que con otras sustancias (incluidos los alimentos), el efecto resultante puede depender en gran medida de tu respuesta individual, y eso podría explicar los resultados contradictorios e inconclusos en diferentes ensayos. La conclusión es siempre la misma: debes averiguar lo que es bueno para ti explorando y probando de una manera cuidadosa y responsable. Nunca podría decir que un suplemento es bueno para ti sólo porque pareciera haber tenido un efecto positivo en otra persona, o incluso en un gran número de personas en un ensayo médico. Tú podrías ser diferente de alguna manera en lo que se refiere a esa sustancia específica.

Probióticos. Los probióticos son bacterias vivas y levaduras que son buenas para la salud, especialmente para el sistema digestivo. Los probióticos a menudo se llaman bacterias «buenas» o «útiles» porque ayudan a mantener el intestino sano. Los médicos a menudo recomiendan probióticos para tratar los problemas digestivos. Si sigues las sugerencias de este libro, probablemente estarás haciendo un cambio radical en tu dieta, por lo que los probióticos pueden ayudarte durante el período de transición de tu dieta original a la nueva.

Pero ¿son de alguna utilidad los probióticos con respecto al control de la diabetes? Un metaanálisis de ensayos

---

32. Diabetes tipo 2.

aleatorios sobre los efectos del suplemento de probióticos en pacientes con diabetes mellitus tipo 2[33] concluyó que «como un tipo de potencial bioterapéutico en el manejo de la DMT2, los probióticos pueden mejorar el control de la glucosa y el metabolismo de los lípidos». Así que, al menos, se puede decir que los probióticos pueden tener un efecto beneficioso en el sistema digestivo y, tal vez, también pueden ayudar a controlar el nivel de azúcar en sangre.

Alholva *(Trigonella foenum-graecum).* La alholva o fenogreco es una planta originaria de Grecia. Los estudios indican que el fenogreco es útil para normalizar el nivel de azúcar en sangre en la diabetes tipo 2.

Un estudio[34] descubrió que una dosis diaria de 10 gramos de semillas de alholva empapadas en agua caliente puede ayudar a controlar la diabetes tipo 2. Otro estudio[35] sugiere que comer productos horneados, como el pan, hecho con harina de alholva, puede reducir la resistencia a la insulina en personas con diabetes tipo 2.

La alholva también tiene efectos secundarios: puede reaccionar con varios medicamentos, especialmente con aquellos que tratan los trastornos de coagulación de la sangre y la diabetes. Las mujeres embarazadas deben evitar o limitar su uso debido a su potencial para inducir el trabajo de parto. La Administración de Medicamentos y Alimentos de Estados Unidos (FDA) no ha evaluado ni aprobado

33. www.ncbi.nlm.nih.gov/pubmed/28237613
34. www.ncbi.nlm.nih.gov/pubmed/19839001
35. www.ncbi.nlm.nih.gov/pubmed/19857068

los suplementos de alholva. El proceso de fabricación no está regulado, por lo que puede haber riesgos para la salud no descubiertos. Además, un estudio reciente[36] sugiere que la alholva puede causar hipotiroidismo central. Por lo tanto, antes de decidirte a utilizarla, debes consultar con tu médico también sobre este punto y asegurarte de que se te controla periódicamente la actividad de la tiroides, para asegurarte de que la alholva es lo que necesitas.

Magnesio. Si haces ejercicio intenso, puedes beneficiarte de un suplemento de magnesio. Si sufres de calambres en las piernas, particularmente por la noche, indudablemente debes considerar tomar suplementación de magnesio, ya que esto puede ser una clara señal de deficiencia de magnesio.

Además de esa necesidad específica, el magnesio puede ser beneficioso en el control de la diabetes tipo 2. Un estudio realizado en el año 2015[37] concluyó que los suplementos orales de Mg parecen ser útiles en personas con diabetes tipo 2 para restaurarlo cuando había carencia y para mejorar la resistencia a la insulina, el estrés oxidativo y la inflamación sistémica.

Se ha demostrado que los suplementos orales de Mg mejoran los niveles de glucosa en ayunas y posprandiales y la sensibilidad a la insulina en pacientes con diabetes tipo 2 hipomagnesémica, así como la sensibilidad a la insulina en sujetos no diabéticos con resistencia a la insulina.

36. www.ncbi.nlm.nih.gov/pubmed/28407664
37. www.ncbi.nlm.nih.gov/pmc/articles/PMC4549665

Muchos estudios han demostrado que tanto los niveles medios de plasma como los niveles intracelulares de magnesio libre son más bajos en pacientes con diabetes que en la población en general. Esta deficiencia de magnesio, que puede adoptar la forma de un déficit crónico latente de magnesio en lugar de una hipomagnesemia clínica, puede tener importancia clínica porque el ion magnesio es un cofactor crucial para muchas reacciones enzimáticas implicadas en los procesos metabólicos. Los estudios también muestran que los niveles plasmáticos medios son más bajos en pacientes con diabetes tipo 1 y tipo 2 en comparación con sujetos de control no diabéticos.

Por desgracia, las pruebas de magnesio son costosas y no son una prueba estándar que tu seguro médico te haga fácilmente. Por lo tanto, debes consultar con tu médico para ver si puedes tomar suplementos de magnesio, dentro de la ingesta diaria recomendada, para asegurarte de que no hay ninguna contraindicación.

Ácido alfa lipoico. Esta sustancia es conocida no tanto en lo que respecta al control de los niveles de glucosa, sino para tratar la neuropatía. En la diabetes, la «neuropatía» se refiere normalmente al daño nervioso acumulado durante años o décadas como resultado del aumento del estrés oxidativo y la reducción del flujo sanguíneo. Cuando ocurre en las extremidades (habitualmente las piernas y los pies), la neuropatía puede causar dolor, hormigueo y entumecimiento. Un estudio realizado en 2013[38] concluyó que «el

---

38. www.ncbi.nlm.nih.gov/pubmed/23678828

ácido alfa lipoico es un fármaco eficaz en el tratamiento de la neuropatía motora-sensorial distal diabética y su efecto terapéutico es más eficaz en pacientes con un buen control glucémico».

Los informes sobre el ácido alfa lipoico son desiguales, y no parece haber evidencia real de que ayude a reducir el nivel de glucosa. Lo menciono aquí porque esta sustancia se menciona a menudo en los debates sobre la diabetes tipo 2.

Canela. Yo evitaría usar canela para tratar de reducir los niveles de glucosa en la sangre. Por un lado, la canela de casia, el tipo más común de canela que se vende en Estados Unidos y Canadá, contiene cantidades variables de cumarina, una sustancia que puede causar o empeorar la enfermedad hepática. Y luego, aunque no soy contrario a probar cautelosamente lo que tiene sentido probar, hay poca o ninguna literatura concluyente relacionada con el efecto de la canela. Un metaanálisis del año 2013 y una revisión sistemática del uso de la canela en la diabetes tipo 2[39] concluyó que «el consumo de canela está asociado con una disminución estadísticamente significativa de los niveles de glucosa en plasma en ayunas, colesterol total, LDL-C y triglicéridos y un aumento en los niveles de HDL-C; sin embargo, no se encontró ningún efecto significativo sobre la hemoglobina A1C. El alto grado de heterogeneidad puede limitar la capacidad de aplicar estos resultados a la atención del paciente, porque la dosis preferida y la duración del tratamiento no están claras».

---

39. www.ncbi.nlm.nih.gov/pubmed/24019277

Esto siguió a una revisión del año 2012,[40] que concluyó que «no hay pruebas suficientes para apoyar el uso de la canela para la diabetes mellitus tipo 1 o tipo 2. Se necesitan más ensayos que aborden los temas de ocultamiento de la asignación y cegamiento».

40. http://onlinelibrary.wiley.com/doi/10.1002/14651858.CD007170.pub2

CAPÍTULO 10

Recapitulación de la Fase 1

En este capítulo charlaré contigo sobre algunas cuestiones que han quedado fuera de las anteriores. Se trata de asuntos prácticos que vienen a mi mente cuando pienso en ti como alguien que se embarca en este viaje sin experiencia previa. Algunos puntos que «es bueno saber», nada más.

Romper todas las reglas

Ya he dicho antes que debes tener fortaleza y seguir estrictamente a las reglas que crearás para ti mismo. Esto es cierto, excepto que de vez en cuando tendrás que romper las reglas y comer «cosas malas».

Tienes que hacerlo por dos razones: para recordarte a ti mismo que no te falta nada y para liberar la presión que puedas sentir porque has sido desterrado de la mesa de los postres.

Y luego están los momentos en los que es necesario celebrar un evento y no quieres ver a los demás beber ese champán mientras te las arreglas con el agua del grifo. Sin embargo, trata de hacerlo muy de vez en cuando, no más de una vez al mes.

Para que puedas romper esas reglas en esta etapa de tu camino,[41] debes hablar con tu médico para que te recete un fármaco hipoglucemiante que se pueda tomar con los alimentos, para evitar odiarte a ti mismo por la mañana cuando tu nivel de azúcar en sangre haya aumentado. Es probable que te recete metformina, que debes guardar sólo para ocasiones especiales, y utilizarla sólo si sabes con qué planeas romper las reglas y que tu nivel de azúcar en sangre puede subir por las nubes.

Aprendí este truco cuando dejé de fumar. Al principio fue muy duro, hasta que decidí comprar un paquete y guardarlo en el cajón de mi escritorio. Nunca lo abrí, pero simplemente saber que lo tenía allí y que podía fumar si quería me facilitó mucho el dejarlo. Sólo tomé metformina dos veces y ya me ha caducado. Así que tenla a mano, pero no la uses excepto en emergencias.

No seas pesado

Cuando comienzas a tener síntomas de abstinencia de azúcar, es probable que empieces a ser un incordio para tu familia. Con el fin de motivarte, te indignarás continuamente por los alimentos poco saludables que come tu familia y harás de su dieta el tema central de tu conversación. No se te ocurra hacerlo.

Es cierto que en ese momento –al menos durante el primer mes más o menos– necesitas seguir tu dieta con reverencia religiosa y asegurarte de que no te estás desvian-

---

41. Después de completar la Fase 2, no necesitarás tomar una pastilla para darte un banquete.

do del camino correcto. Pero eso sólo es aplicable a ti. Es posible que tu familia no entienda lo que estás haciendo y que ni siquiera crea que puedas lograrlo. Además, fastidia bastante ver que te niegas repetidamente a tomar una copa de buen vino o a saborear esas jugosas patatas que tu cónyuge se había tomado tantas molestias para cocinar para ti. Entiéndelos. Tu transición es dura también para ellos porque estás cambiando, y todos odiamos el cambio. La mejor manera de lidiar con ello es mantenerte firme pero de manera amable, sin entrar en discusiones, y dejar de hablar de ello. Se acostumbrarán cuando se den cuenta de que lo dices en serio.

Tal vez eres alérgico

Sabemos que las alergias alimentarias pueden tener algunos síntomas claros. Algunas reacciones alérgicas son molestas, aunque no peligrosas. La reacción alérgica más severa es la anafilaxia, que puede afectar a todo el cuerpo y provocar la muerte, ya que puede perjudicar la respiración, causar un fuerte descenso de la presión arterial y alterar la frecuencia cardíaca. La anafilaxis puede aparecer a los pocos minutos de la exposición al alimento desencadenante. Puede ser mortal y se debe tratar oportunamente con una inyección de epinefrina (adrenalina).

Cualquier alimento puede causar una reacción adversa –toma nota, cualquier alimento–, pero hay ocho tipos de alimentos representan alrededor del 90 % de todas las reacciones alérgicas: huevos, leche, cacahuetes, frutos secos, pescado, mariscos, trigo, soja y ciertas semillas, incluyendo el ajonjolí y las semillas de mostaza.

Los síntomas de una reacción alérgica pueden afectar a la piel, el tracto gastrointestinal, el sistema cardiovascular y el tracto respiratorio.

Pueden aparecer de una o más de las siguientes maneras: vómitos o calambres estomacales, urticaria, dificultades respiratorias, jadeos, tos repetitiva, choque o colapso circulatorio, ronquera, dificultad para tragar, hinchazón de la lengua, afectación de la capacidad de hablar o respirar, pulso débil, coloración pálida o azul de la piel, mareos o sensación de desmayo y anafilaxia.

¿Y qué hay del nivel alto de azúcar en sangre? El hecho de que ésta no sea una reacción normalmente considerada «alérgica» no significa que no lo sea. Todo depende de cómo definas «alérgico». El diccionario Merriam-Webster define *alergia* como «un problema de salud que provoca que alguien se enferme después de comer, tocar o respirar algo que es inofensivo para la mayoría de la gente». Ese alguien eres tú.

Los resultados publicados por el Instituto Weizmann y mencionados en el capítulo 3 son un ejemplo de por qué puedes tener una reacción alérgica que dé como resultado un nivel elevado de azúcar en sangre. A algunas personas se la provocará el pan blanco y a otras el pan integral. ¡Es algo absolutamente personal!

La sabiduría popular dice que la berenjena puede ayudar a reducir la glucosa en sangre al inhibir una enzima que convierte el almidón en azúcar en la sangre. Eso está muy bien, excepto que conozco a una persona que dice que comer berenjenas hace que su nivel de azúcar en sangre se dispare. Yo nunca he tenido problemas por comer cacahuetes, mientras que a mi hija le da migraña con sólo mencionarlos. Eso es diversidad.

¿Por qué te estoy contando todo esto? Porque has de pensar en tu dieta como aquella que no incluye los alimentos que te dan una «reacción alérgica» que tenga como resultado un alto nivel de azúcar en sangre. Las personas con enfermedad celíaca no tienen problemas para dejar de comer gluten, y de manera similar, tú deberías evitar los alimentos que te desencadenan a ti particularmente un aumento de glucosa sanguínea, ya se considere habitualmente que la incrementan o no. Míralo desde este punto de vista y puede que lo comprendas mejor.

¿Hemos aprendido a lo largo de los siglos?

> Lo que ha sido volverá a ser,
> lo que se ha hecho se hará de nuevo;
> no hay nada nuevo bajo el sol.
>
> Eclesiastés 1, 9

Cuando se analiza el tema de las condiciones médicas, a menudo me gusta consultar la edición de 1900 de *The Cottage Physician* (en el apéndice) para ver cuánto hemos aprendido en ese siglo y más desde entonces.

A menudo es sorprendente (y desalentador) ver lo poco que hemos avanzado y lo mucho que hemos olvidado. En este caso, es instructivo leer la reflexión, en la página 366, sobre cómo tratar la diabetes mellitus y ver cómo se parece a lo que yo he descubierto de manera independiente (leí esa página cuando ya estaba escribiendo este libro). La página está en el apéndice, pero la cito aquí para facilitar la referencia:

La dieta debe estar libre de almidón y azúcar. La dieta exclusiva de la leche a menudo beneficia. El pan de gluten debe ser sustituido por el de la harina de trigo.[42] Evite las verduras, el arroz de grano corto, los espárragos, el pan, las galletas, los frijoles, las remolachas, las galletas saladas, las zanahorias, los macarrones, la avena, los pasteles, las patatas, los guisantes, el arroz, el sagú, el azúcar, la tapioca, los fideos; de las frutas, las manzanas, las uvas, las peras, los plátanos, los melocotones, las ciruelas, la piña, las frambuesas y otras frutas dulces; de las bebidas, el vino, la cerveza, el aguardiente y también la sidra, así todas las bebidas alcohólicas y las bebidas dulces.

Están *permitidas* de las verduras, alcachofas, col, apio, berros, pepinos, aceitunas, verduras, lechuga, encurtidos, champiñones; de las frutas, limones, cerezas ácidas, grosellas, fresas y frutas ácidas en general; de las carnes, ternera, cordero, aves, caza, pescado, ostras, queso, huevos, etc.

Satisfacer la sed con abundante agua o leche descremada.

Eso fue hace 118 años. Asombroso.

---

42. Esto parece ser una contradicción, pero no lo es. El trigo en el año 1900 no se parecía en nada a la variedad manipulada genéticamente que tenemos hoy en día y estaba libre de sus muchos problemas. Para un análisis completo, consulta el libro del doctor Davis.

PARTE 2

De controlar a la revertir

La parte 1 de este libro te condujo a través del proceso de domesticar tu diabetes tipo 2. Si seguiste la Fase 1 a través de sus tres etapas, ahora estás libre de medicamentos y tienes un nivel razonable de glucosa en la sangre. Ahora es el momento de «dar la vuelta a la esquina», por así decirlo, y pasar a revertir la diabetes por completo.

CAPÍTULO 11

Los lobos en tu sótano

Antes de pasar a las medidas prácticas para revertir tu diabetes, necesitamos abordar tu oscuro secreto. Tal vez hasta ahora no sabías que lo tenías, pero si estás leyendo este libro, tienes uno que te has estado ocultando a ti mismo.

Permíteme que te cuente una breve historia de ficción en la que apareces como el héroe o la heroína.

Tu casa está situada en el borde de un hermoso bosque. Desafortunadamente, el bosque está habitado por lobos, y debido a que sin querer olvidaste cerrar la puerta trasera que lleva del exterior a tu sótano, una manada de ellos lo ha seleccionado para establecer su guarida. Dado que no existe ninguna barrera entre el sótano y la sala de estar, la presencia de los lobos, naturalmente, ha suscitado preocupación.

Consultaste con un experto en lobos, quien te dio dos opciones: la primera implicaba bajar al sótano y ahuyentar a los lobos. Esa opción no te pareció interesante. Pero por suerte, el experto te ofreció una alternativa: mantener a los lobos contentos en el sótano alimentándolos con pedacitos de carne todos los días, para que no sintieran la necesidad de subir a la sala de estar.

Con el paso del tiempo, cada vez más lobos encontraron el camino al sótano y tuviste que aumentar la ración diaria de carne para mantener a la creciente población de lobos felices y no dispuestos a dejar el sótano. Y con el paso del tiempo, la cantidad de carne que les dabas de comer se hacía cada vez más grande, hasta que un día...

Bueno, un día el sótano se llenó tanto que la carne que servías a los lobos ya no era suficiente para mantenerlos contentos en ese espacio tan estrecho. Tuvieron que subir a tomar aire. Invadieron tus habitaciones y lo destrozaron todo, incluido a ti.

Pido disculpas por la descripción tan cruda, pero encaja bastante bien con lo que le sucede a tu cuerpo cuando decides comenzar a tomar medicamentos para la diabetes. Los lobos representan la glucosa en tu cuerpo, la carne es insulina, y el sótano representa las células de tu cuerpo. Echemos un vistazo más de cerca y, mientras lo hacemos, derribaremos algunas ideas sacrosantas.

Tu nivel de azúcar en sangre medible no es el problema. Es un síntoma del problema. El problema es el exceso de glucosa almacenada en tu cuerpo, no en tu torrente sanguíneo.

Ocultar el síntoma no resuelve el problema. El hecho de que lograras mantener a los lobos en el sótano no hizo que desaparecieran, igual que mantener la glucosa baja en tu torrente sanguíneo no hace que la glucosa en las células del cuerpo desaparezca.

Los medicamentos para la diabetes exacerban el problema. Esto es algo que los médicos no te dicen. Los medicamentos para la diabetes no curan la enfermedad ni la mantienen en los mismos límites, ¡la empeoran! Ayudan a tu cuerpo a almacenar más glucosa en sus células, y por lo tanto ayudan a ocultarte el problema a ti mismo y a los análisis de sangre, pero tu cuerpo está acumulando azúcar continuamente (por la acción de la insulina, lo veremos más adelante), al igual que echar más carne en el sótano sólo ayuda a que la población de lobos crezca.

Si escondes la cabeza bajo el ala, te terminará explotando en la cara. Llegarás a un punto en el que tu resistencia a la insulina será tan severa que tus píldoras ya no lograrán enmascarar la enfermedad. La glucosa se derramará en tu torrente sanguíneo, y tu medicamento ya no será capaz de devolverla a tus ya repletas células. Eso equivale a dejar salir a los lobos.

Sorprendente, ¿verdad? Pero a menos que te digan la dura y aterradora verdad, nunca te decidirás a hacer lo que sea necesario para revertir tu diabetes: limpiar el cuerpo del exceso de glucosa, dejar de depositarla en los meandros de tu cuerpo y esconderla de tus análisis de sangre, mejorar la eficacia de la insulina reduciendo la resistencia a la insulina y vivir una vida razonable que tenga todo eso en cuenta.

Todos los perjuicios que implican los medicamentos para la diabetes

Lo diré de nuevo, porque para algunas personas esto es contrario a la intuición: **los medicamentos para la dia-**

betes no curan la diabetes. No mantienen la enfermedad dentro de unos límites. La empeoran. Ocultan los síntomas y te permiten ignorar la enfermedad para que empeore. Mantienen a tu médico contento porque puede decirse a sí mismo que ha hecho un buen trabajo, y la supuesta prueba es tu análisis de sangre. Así la medicación te mantiene en el paraíso de los tontos.

El síntoma de ese problema –un alto nivel de glucosa en tu torrente sanguíneo– es en sí mismo la causa última de muchas enfermedades que dañan los órganos internos. La glucosa llegará a todas las partes de tu cuerpo y dará lugar una gran cantidad de enfermedades horribles. No necesito entrar en esos temas; los conoces lo suficientemente bien, y por eso te apresuraste a aceptar que necesitabas un tratamiento para reducir la glucosa en sangre (es decir, la diabetes). Pero la glucosa en tu torrente sanguíneo no es el problema original, al igual que el lobo que te atacará no es el problema original. El problema original es que dejas entrar al lobo en tu sótano. Si lo sacas, no habrá ningún lobo que te muerda en el salón. Si sacas el exceso de glucosa de tu cuerpo (y te aseguras de que permanezca fuera), no habrá exceso de glucosa en tu torrente sanguíneo para echar a perder los órganos de tu cuerpo.

Entonces, ¿de qué otra manera te perjudican los medicamentos para la diabetes? Para entenderlo, necesitamos echar un vistazo a algunos hechos simples y ver cómo se acumulan.

Los medicamentos para la diabetes funcionan de diferentes maneras y, por lo tanto, para entender por qué son malos para ti (además, por supuesto, del hecho de que no son curativos), necesitamos examinar los diferentes grupos de medicamentos por separado.

1. Medicamentos que aumentan la producción de insulina

Hay diferentes familias de productos químicos que actúan para aumentar la producción de insulina en el páncreas. Estos incluyen sulfonilureas, meglitinidas y derivados de la fenilalanina. Además del gran problema causado por el uso de este tipo de drogas, explicado en detalle a continuación, las sulfonilureas pueden causar hambre y aumento de peso, orina de color oscuro, malestar estomacal y reacciones cutáneas.

Las meglitinidas pueden causar dolor en las articulaciones, dolor de espalda, dolor de cabeza, resfriado o síntomas similares a los de la gripe, diarrea, náuseas y pérdida temporal del cabello.

Pero eso no es nada comparado con el daño a largo plazo a tu propio cuerpo:

Más insulina = más glucosa almacenada en las células de tu cuerpo, a menos que mantengas el azúcar fuera de tu cuerpo. Los medicamentos para la diabetes te permiten comer alimentos equivocados sin sentirte culpable.

Tu cuerpo necesita insulina para almacenar grasa. Sin insulina, el cuerpo es incapaz de almacenar grasa, y por eso las personas que sufren de diabetes tipo 1 no tratada adelgazan. Su páncreas no produce insulina. Sólo cuando reciben insulina artificialmente comienzan a engordar de nuevo.

Pero el exceso de insulina significa más capacidad para almacenar grasa, y cuando tomas este tipo de medicamentos para la diabetes, produces más insulina. Necesitas hacerlo debido a la resistencia que tu cuerpo ha desarrollado, de lo cual se deduce que para mantener un nivel normal de glucosa en sangre necesitas más insulina que una persona sana.

La resistencia a la insulina es el resultado del exceso de grasa en el páncreas y el hígado. Pero cuanto mayor sea la resistencia a la insulina que desarrolles, más insulina necesitarás para mantener baja tu glucosa en sangre y a tu médico contento. Como resultado, almacenas más grasa y aumenta la resistencia a la insulina en tu cuerpo.

Así que aquí está el círculo vicioso que creas cuando decides lidiar con tu diabetes tomando estos medicamentos:

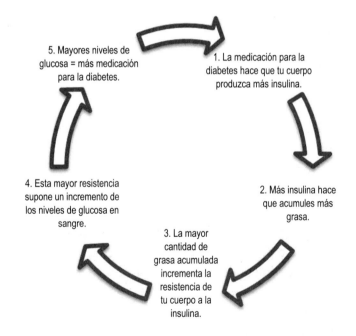

Figura 4: El círculo vicioso de los medicamentos para la diabetes

Un papel importante de la insulina es ayudar a almacenar el exceso de energía, lo que hace de dos maneras: 1) Las moléculas de glucosa pueden unirse en largas cadenas llamadas glucógeno y luego almacenarse en el hígado. Sin embargo, existe un límite en la cantidad de glucógeno que se puede almacenar. 2) Una vez que se alcanza el límite de almacenamiento de glucógeno, el cuerpo comienza a convertir la glucosa en grasa por un proceso llamado lipogénesis de novo, y la almacena en el hígado o en depósitos de grasa en el cuerpo. Convertir la glucosa en grasa es un proceso más complicado que almacenarla como glucógeno, pero no hay límite en la cantidad de grasa que se puede crear. Lo que se sigue a esto es la obesidad.

Por lo tanto, está claro que tomar medicamentos para la diabetes con el fin de aumentar la producción de insulina es una pendiente resbaladiza que, con el tiempo, es probable que sobrecargue el páncreas más allá de toda reparación, sin otro fin útil que el de ocultar la enfermedad de la vista.

2. *Los medicamentos que ayudan a las células responden mejor a la insulina*

La familia de medicamentos conocidos como «TZD» (tiazolidinedionas) aumenta la sensibilidad a la insulina y se relaciona con un aumento del riesgo de fracturas e insuficiencia cardíaca. Otros efectos secundarios incluyen dolor de estómago, dolor al orinar o sangre en la orina, dificultad para respirar, hinchazón, dolor en el pecho, aumento rápido de peso y la sensación de estar enfermo. Pinta mal, ¿verdad?

Pero además de esos efectos secundarios, aumentar la capacidad de las células para tomar más glucosa no es la respuesta. Es como hacer el sótano de nuestra pequeña historia más grande, para mantener a más lobos dentro. En lugar de usar más insulina para ocultar más glucosa en nuestro cuerpo, nos ayuda a hacerlo usando la cantidad existente de insulina. Otra vez, no es una cura.

3. Medicamentos que disminuyen la producción de glucosa en el hígado

El medicamento más conocido de este tipo es la metformina, que estimula el hígado para que produzca menos glucosa o suprime temporalmente las enzimas digestivas que convierten los carbohidratos en glucosa, retrasando la digestión y la absorción de glucosa.

Éste es un buen momento para analizar el papel del hígado. El hígado actúa como el depósito de glucosa del cuerpo, uno de sus combustibles, y por lo tanto el papel del hígado en mantener los niveles de azúcar en sangre circulante y otros combustibles del cuerpo estables y constantes es crucial. El hígado almacena y produce glucosa de acuerdo con las necesidades del cuerpo. La forma en que el hígado «conoce» la necesidad de almacenar o liberar glucosa es principalmente a través de las hormonas insulina y glucagón.

Durante una comida, el hígado almacena glucosa en forma de glucógeno, que será liberado cuando el cuerpo lo necesite. El almacenamiento de glucosa como glucógeno se produce porque durante la comida el nivel de insulina es alto y el de glucagón es bajo.

El hígado suministra azúcar (glucosa), cuando es necesario, convirtiendo el glucógeno en glucosa en un proceso llamado glucogenólisis. También puede producir glucosa a partir de aminoácidos, productos de desecho y subproductos grasos en un proceso llamado gluconeogénesis.

Ahora bien, ¿qué sucede cuando no hay suficiente azúcar para suministrar la energía que necesita el cuerpo? El hígado produce otro combustible, las cetonas. No pierdas de vista este combustible, porque volveremos a hablar de él en los próximos capítulos.

Algunos órganos del cuerpo, como el cerebro, los glóbulos rojos y partes del riñón, siempre requieren azúcar. Para complementar una oferta limitada de azúcar (cuando no hay suficiente para satisfacer la demanda), el hígado produce las cetonas de los combustibles alternativos a partir de las grasas en un proceso llamado cetogénesis. La señal hormonal para que comience la cetogénesis es un bajo nivel de insulina. Las cetonas son quemadas como combustible por los músculos y otros órganos del cuerpo. Y el azúcar se guarda para los órganos que la necesitan.

¿Empiezas a ver una tendencia? Un nivel bajo de insulina equivale a cetogénesis, lo que significa que nuestro cuerpo está quemando grasa. Menos grasa significa menos resistencia a la insulina y, por lo tanto, menos necesidad de insulina. Sí, ahora lo ves.

4. Otros medicamentos

Además de los mencionados anteriormente, se están desarrollando otros medicamentos para la diabetes con efectos secundarios más o menos graves. Pero la característica común de todos ellos es que no curan la diabetes. La mantienen a raya, la esconden de la vista, y en muchos casos se crea una necesidad, porque el paciente carece de la voluntad de recuperarse o es físicamente incapaz de hacer lo necesario para revertir su diabetes.

Los medicamentos están aquí para ayudarnos cuando tomarlos es inevitable, y no quiero decir que uno debería dejar de tomarlos automáticamente. Lo he dicho más de una vez: revertir la diabetes no es una tarea fácil. Se puede hacer, pero no todo el mundo puede hacerlo, simplemente porque es un trabajo duro. Pero si has llegado hasta aquí en este libro, creo que puedes hacerlo.

Con lo que tienes que quedarte de este capítulo

No es difícil ver que la manera de revertir la diabetes tipo 2 es exactamente lo contrario de lo que hacen los medicamentos: para revertir la diabetes, debes lograr los siguientes resultados:

◆ Reducir la resistencia de tu cuerpo a la insulina.
◆ Para ello, debes deshacerte de la grasa que envuelve tus órganos internos.
◆ No puedes deshacerte de la grasa mientras tu cuerpo produce altas cantidades de insulina bajo la influencia de tu medicamento.
◆ Por lo tanto, se deduce que lo primero que debes hacer es reducir el nivel de insulina en tu cuerpo, no aumentarlo ni mantenerlo en su nivel actual, **exactamente lo contrario de lo que está haciendo tu medicamento.**
◆ Reducir el nivel de insulina te ayudará a deshacerte de la grasa interna, lo que a su vez mejorará la capacidad de tu cuerpo para utilizar la insulina que hay, requiriendo así menos insulina.

Problema resuelto…, aunque es más fácil decirlo que hacerlo. Para llegar allí, se necesita un esfuerzo concertado, y no se puede dejar el proceso al azar o a las recetas de las revistas dominicales. Si has pasado por la Fase 1, te has preparado para ello, pero todavía hay trabajo por hacer. Hemos dado el primer paso: comprender el problema. Ahora tenemos que arremangarnos y ponernos a trabajar.

CAPÍTULO 12

La diferencia entre «controlar» y «revertir»

Después de pasar por el proceso descrito en la parte 1 de este libro, llegué a una conclusión sombría: podía controlar mi nivel de azúcar en sangre y mi nivel de HbA1C estaba a un nivel razonable (5,8), pero no había revertido la afección. Cualquier desviación de las reglas tenía el potencial de devolverme a un estado diabético. Permanecer en el vagón significaba adherirse a las reglas establecidas en la primera parte de este libro, algo que no me veía haciendo de por vida. Eran buenas reglas para empezar, pero demasiado complicadas para seguir el ritmo durante mucho tiempo. Tenía que haber una forma mejor de hacerlo.

Como siempre hago cuando me enfrento a un problema, cambié al modo de estudio. Mi método es siempre el mismo: recojo mucha información de fuentes fidedignas, correlacionadas o no, la dejo asentarse y luego empiezo a buscar un hilo conductor que me lleve a un resultado útil. Lo que me llamó la atención esta vez fue el efecto reportado de la cirugía bariátrica para la reversión de la diabetes tipo 2. La cirugía bariátrica se refiere diversos procedimientos diseñados para restringir el paso de los alimentos a través del estómago. La literatura cita una reversión duradera de la diabetes en pacientes obesos después de la cirugía bariátrica. Estos informes despertaron mi interés por los sorprendentes resultados obtenidos: alrededor del 80 % de los pacientes revertieron completamente su diabetes después de la cirugía bariátrica. Sobre resultados hay amplia información en la literatura médica y un buen ejemplo lo describe en 2011 Andrei Keidar.[43]

Estos artículos ofrecen varias hipótesis para este notable resultado, pero la conclusión más importante para mí fue simple: **la diabetes puede revertirse. Punto.**

Esto no impide que algunos –que no se dejan confundir por los hechos– digan que la diabetes no se puede revertir. Incluso los resultados publicados por el catedrático de la Universidad de Newcastle Roy Taylor en el congreso de la Asociación Europea para el Estudio de la Diabetes celebrada en Lisboa el 11 de septiembre de 2017,[44] que mostraron de manera concluyente que la diabetes puede revertirse, no crearon ningún cambio notable en la forma en que la profesión médica aborda el problema. Siguen diciéndote que te calles, que tomes tu medicina y que la disfrutes.

Las conclusiones de Taylor pueden resumirse como sigue:

➤ El exceso de calorías lleva al exceso de grasa en el hígado.
➤ Como resultado, el hígado responde mal a la insulina y produce demasiada glucosa.

---

43. *Diabetes Care,* mayo de 2011, n.º 34 (sup. 2): S361-S266. https://doi.org/10.2337/dc11-s254
44. www.ncl.ac.uk/press/articles/archive/2017/09/type2diabetesisreversible/

➤ El exceso de grasa en el hígado se transmite al páncreas, causando que las células productoras de insulina fallen.

➤ Perdiendo menos de 1 gramo de grasa del páncreas a través de la dieta se puede reiniciar la producción normal de insulina, revirtiendo la diabetes tipo 2.

➤ Por lo tanto, la reversión de la diabetes sigue siendo posible durante al menos 10 años después de la aparición de la afección.

La conclusión principal del profesor Taylor concuerda con las de otros investigadores, que creen que la diabetes tipo 2 en realidad es causada por el exceso de grasa tanto en el hígado como en el páncreas.

El profesor Taylor explica que a medida que la insulina controla el proceso normal de producción de glucosa, el hígado produce demasiada glucosa. Al mismo tiempo, el exceso de grasa en el hígado aumenta el proceso normal de exportación de grasa a todos los tejidos. En el páncreas, este exceso de grasa hace que las células productoras de insulina fallen.

Independientemente de si todo el mundo está de acuerdo con la explicación del mecanismo que hay detrás, el hecho importante es que perder peso rápidamente, lo que elimina la grasa del hígado y del páncreas, da como resultado una reversión de la diabetes. Ése parece ser el resultado tanto de la cirugía bariátrica como de la dieta extrema utilizada por Taylor en su investigación.

Ahora sabemos que necesitamos deshacernos de la grasa alrededor de nuestros órganos internos, pero ése no es un objetivo simple. Dar paseos rápidos por el parque no servirá de nada. Esculpir tu cuerpo con pilates puede hacer que te veas bien, pero tampoco lo hará. No estoy en contra de ninguna de las dos prácticas (ni de muchas otras), y si lo haces y te gusta, es genial. Sigue haciéndolo, pero no salvará la situación. Tienes que ser más ambicioso.

Pero ¿qué pasa con la reducción del nivel de insulina en nuestro cuerpo? ¿Cómo se hace? Desde luego, no adoptando una dieta científica. Comer dos nueces envueltas en lechuga exactamente a las 12:35 p.m. no te va a hacer ningún bien, créeme, aunque la sigas a las 2:00 p.m. con una cucharada de leche de cabra rociada con semillas del Himalaya. Todas esas dietas elegantes que utilizan para llenar las páginas vacías de las revistas no obtendrán el resultado que buscas.

¿Entonces qué?

Necesitas un enfoque directo, **simple** y contundente. Necesitas **hacerlo de forma intermitente.**

Los siguientes dos capítulos le dirán cómo hacerlo.

CAPÍTULO 13

Bajar de peso

No hay duda de que para revertir la diabetes (e incluso sólo para controlarla), es imperativo perder peso. Según Taylor,[45] una pérdida de peso promedio de 15 kg produce una reversión de la diabetes, aunque, por supuesto, la cantidad de peso que necesitas perder depende de tu punto de partida. Sin embargo, en la mayoría de los casos, los diabéticos tendrán sobrepeso, porque los malos hábitos alimentarios fueron los que causaron la diabetes. Esto es particularmente cierto si han estado tomando medicamentos que aumentan la producción de insulina, lo que genera un mayor almacenamiento de grasa.

La pregunta entonces es, ¿cómo puedes lograr la pérdida de peso fácilmente y con eficacia? Incluso después de tomar la valiente decisión de seguir una dieta, puedes ser inducido a error por las muchas fuentes (más o menos) autorizadas que te dicen que si eres diabético debes asegurarte de comer todo el tiempo. Al principio, escuchando los estúpidos consejos de los llamados «expertos en nutrición», me

---

45. *Véase* el capítulo anterior.

aseguré de no tener hambre nunca. Creía en las mentiras que me gritaban por todas partes, que hay que mantener un régimen alimenticio constante, no perderse ni una sola comida, o de lo contrario mi nivel de azúcar en la sangre se descontrolaría. Me dieron menús complicados que me mantenían ocupado y preocupado todo el día y que a veces eran difíciles de seguir, lo que me hacía sentir un inepto y un fracaso. El resultado final fue, por supuesto, un nivel continuamente alto de insulina durante el día, lo que produjo un mayor aumento de peso. Me llevó bastante tiempo darme cuenta de que me estaban dando consejos estúpidos y dañinos.

Encontrarás fuentes de información bienintencionadas sobre la diabetes que te dirán que «las comidas y los refrigerios programados regularmente son los mejores para el control glucémico. Éste es un principio muy conocido».[46] Incluso fuentes médicas respetadas, como la Clínica Mayo, te darán instrucciones similares.[47] Lo siguiente, por ejemplo, es lo que la clínica propone que debes comer si eres diabético:

Desayuno. Pan integral (1 rebanada mediana) con 2 cucharaditas de gelatina, ½ taza de trigo triturado con una taza de leche baja en grasa al 1%, una pieza de fruta, café.

---

46. www.thediabetescouncil.com/does-timing-of-food-matter-with-diabetes/
47. www.mayoclinic.org/diseases-conditions/diabetes/in-depth/diabetes-diet/art-20044295

Comida. Pan de pita con queso y verduras, una manzana mediana con 2 cucharadas de mantequilla de almendras, agua.

Cena. Salmón, 1 ½ cucharadita de aceite vegetal, una patata al horno pequeña, ½ taza de zanahorias, ensalada (1 ½ tazas de espinacas, ½ de tomate, ¼ taza de pimiento morrón picado, 2 cucharaditas de aceite de oliva, 1 ½ cucharaditas de vinagre de vino tinto), té helado sin azúcar.

Tentempié. 2 ½ tazas de palomitas de maíz o una naranja con ½ taza de requesón bajo en grasa.

Esto significa que estarás comiendo constantemente durante el día. Además, comerás muchos carbohidratos, lo que va en contra de toda lógica que se me ocurra. Pan integral, cereales de trigo, frutas, patatas asadas, zanahorias, tomates y palomitas de maíz son todas bombas de carbohidratos, así que uno se pregunta en qué estaba pensando la clínica cuando sugirió esa dieta.

La mayoría de las dietas están diseñadas para mantener a los lobos en el sótano (es decir, el azúcar en sus células). Encontrarás cientos de sugerencias de este tipo en la web, haciendo que lo que ahora entiendo que son afirmaciones sinsentido, como:[48]

---

48. https://foodandnutrition.org/blogs/stone-soup/meal-times-diabetes- whats-connection/

Por lo general, se recomienda desayunar dentro de los 90 minutos después de levantarse y luego comer por lo menos cada 4-5 horas durante el día después de tu primera comida. Los tentempiés no son necesarios, pero pueden incluirse si hay hambre entre las comidas. De hecho, los tentempiés a la hora de acostarse son muy útiles. Dado que se recomienda evitar pasar más de 10 horas nocturnas sin comer, un tentempié a la hora de acostarse que contenga de 15 a 30 gramos de carbohidratos, combinado con una proteína baja en grasa, evita que el hígado libere más glucosa almacenada en el torrente sanguíneo y ayuda en el control de los azúcares en ayunas.

Este consejo está abiertamente diseñado para prevenir que el problema aparezca, no –Dios no lo quiera– para tratar de resolverlo.

Como ya sabrás por la lectura de la parte 1, al principio cambié a una dieta baja en carbohidratos, moderada en proteínas y alta en grasas. Hablaré más sobre esto en el próximo capítulo, pero debe entenderse que al hacerlo hice que mi cuerpo quemase principalmente grasa como combustible en lugar de glucosa, lo cual fue un gran paso hacia la pérdida de peso.

Cuando finalmente me di cuenta de que todas las dietas complejas y los consejos complicados de los expertos no eran viables, empecé a buscar una mejor manera de hacerlo. Finalmente encontré una joya: el ayuno intermitente (AI). Encontrarás muchas fuentes que hablan del AI, pero la única que me pareció más útil que otras es *La guía completa de ayuno* del doctor Jason Fung,[49] que recomiendo encarecidamente leer si decides explorar esta opción. Si leer todo el libro te parece excesivo, todavía puedes encontrar información extremadamente útil en el blog del doctor Fung.[50]

¿Qué sucede cuando ayunamos?

Los niveles de insulina disminuyen y el cuerpo comienza a quemar la energía almacenada. El glucógeno (la glucosa que se almacena en el hígado) puede proporcionar energía durante aproximadamente 24 horas. Después, el cuerpo comienza a descomponer la grasa corporal almacenada para obtener energía. Si seguimos comiendo durante todo el día como los expertos quieren, aumentaremos de peso. Para evitar el aumento de peso y promover su pérdida, necesitamos aumentar la cantidad de tiempo durante la que quemamos la energía de los alimentos mediante el ayuno. En este contexto, «ayunar» simplemente significa que no estamos comiendo (no es que estemos haciendo nada especial).

El ayuno produce bajos niveles de insulina, que estimulan la lipólisis, la descomposición de la grasa para obtener energía. Aunque el cerebro utiliza la glucosa como combustible, también puede utilizar cuerpos cetónicos, que se generan durante el ayuno (y también en una dieta keto). En el ayuno prolongado (más de cuatro días), alrededor del 75 % de la energía utilizada por el cerebro lo suministran las cetonas. El proceso también conduce a altos nive-

49. Fung, Jason; Moore, Jimmy. *La guía completa del ayuno*, Edaf, 2018.
50. www.dietdoctor.com/intermittent-fasting/questions-and-answers

les de la hormona de crecimiento, que mantiene la masa muscular.[51] Entonces, lo que sucede es que el cuerpo cambia naturalmente de quemar glucosa a quemar grasa, que es la energía proporcionada por los alimentos que almacena el cuerpo. No se produce ningún efecto indeseable en otros tejidos: el cuerpo no «quema músculo» en un esfuerzo por alimentarse a sí mismo; el aumento de los niveles de la hormona del crecimiento se encarga de ello.

Cómo ayunar

Hay varias maneras diferentes de ayunar, y has de elegir la que más te convenga. Las personas obesas que necesitan adelgazar rápidamente pueden ayunar varios días seguidos. En una versión menos extrema, tienes el ayuno de 20 horas, en el que sólo comes en un intervalo de cuatro horas una vez al día, y el ayuno de 16 horas, en el que además también tienes una comida ligera 16 horas después de la última. Los ayunos más prolongados pueden durar desde 32 horas hasta varias semanas. Al principio, cuando enseñes a tu cuerpo a ayunar, puede que quieras adoptar diferentes horarios de ayuno, pero al final tendrás que encontrar algo que se integre bien con tu jornada. Lo mejor de AI es que puedes encontrar un horario que te funcione sin alterar tu rutina diaria.

Una vez que alcances tu peso objetivo, encontrarás una rutina de mantenimiento, que probablemente será más ligera que la que adoptaste al principio, cuando necesitabas perder mucho peso.

---

51. http://diabetes.diabetesjournals.org/content/50/1/96

Mi rutina personal consiste en hacer el ayuno de 20 horas tres veces a la semana en días alternos y el ayuno de 16 horas el resto de los días. **Aunque parece difícil, no lo es en absoluto.** No te desanimes por la palabra «rápido»; es sólo una palabra, y el resultado no es más que una rutina práctica, saludable y satisfactoria, como descubrirás cuando sigas leyendo.

Lo que aprendí sobre el ayuno

Mucho de lo que sabía antes de empezar a adoptar el AI (o tal vez quieras llamarlo «comer intermitentemente», si eso te hace sentir mejor) lo aprendí del libro del doctor Fung. Para obtener toda la información, es necesario que leas sus consejos por ti mismo, pero lo que necesitas saber es que ayunar es mucho más fácil de lo que esperas. En particular:

- Puedes beber la cantidad que quieras de bebidas no calóricas y no endulzadas. En otros tipos de ayuno (por ejemplo, por razones religiosas), la abstinencia de beber es la parte difícil, pero aquí beber es lo que te ayuda a ayunar fácilmente.
- Aunque al principio sentirás hambre, será mucho más fácil después de sólo un par de días. El hambre está en nuestra cabeza, no en nuestro estómago.
- Un AI corto genera una gran sensación física así como una mayor claridad mental.

Ayunar es fácil y conveniente

No se pueden comparar las dietas complejas que los expertos proponen con el AI. Por un lado, el ayuno es muy fácil y sencillo: en lugar de preocuparte todo el tiempo por lo que vas a comer la próxima vez que puedas hacerlo, simplemente no lo hagas. No hay nada más simple que eso.

El AI tiene otras ventajas: ahora trabajo durante la pausa del almuerzo tres días a la semana, y como saco mucho trabajo adelante, que puedo irme a casa más temprano. Incluso durante los días restantes, comer una ensalada y quizá un poco de yogur sólo me lleva unos minutos, y normalmente puedo llevar una ensalada de casa, hecha exactamente como me gusta. El AI también ahorra dinero, lo cual es una ventaja adicional. Esto es aún más cierto si la dieta que habías intentado antes requería que compraras alimentos especiales y «saludables», que a menudo son mucho más caros que los alimentos corrientes.

Está todo en nuestra cabeza, y por eso recomiendo leer sobre el AI. Una vez que lo entiendes y te das cuenta de que no es una forma extraordinaria de vivir, sino que representa un regreso a la forma en que los seres humanos han estado comiendo durante milenios, todo empieza a tener sentido. Durante décadas, la industria alimentaria nos ha condicionado a consumir, comer y llenarnos de alimentos procesados tantas veces al día como nos han convencido de que lo hagamos. Tenemos que dar un paso atrás y entender que debemos dejar de ser un nicho de mercado de aquellos que quieren vendernos alimentos procesados con el único propósito de obtener una ganancia. Debemos volver a comer cuando es bueno para nosotros, cuando lo necesitamos y cuando nuestro cuerpo realmente lo quiera.

CAPÍTULO 14

Entrenamiento

No es ningún secreto que para mantenerse bien y perder peso es necesario hacer ejercicio. Pero hay que tener en cuenta muchas cuestiones, sobre todo si no eres joven. Tengo más de sesenta años, así que debo tener cuidado de no excederme en el entrenamiento. Eso, y el hecho de que haya decidido hacer AI, se podría considerar que representa un verdadero desafío. Pero como verás cuando sigas leyendo, una vez que superes los mitos diseñados para mantenerte abajo, el camino está claro para que hagas lo correcto. No soy mejor que nadie y, de hecho, empecé desde un punto de desventaja mayor que muchas personas. Debes animarte con los resultados que he logrado. Como prometí, te daré todos los detalles.

Lo primero que debes entender es cómo nuestro cuerpo se adapta a la quema de grasa en lugar de glucosa. Un artículo publicado en el año 2015[52] muestra que los atletas que se adaptan perfectamente (es decir, que siguen una dieta baja en carbohidratos y que han entrenado sus cuerpos

---

52. www.metabolismjournal.com/article/S0026-0495(15)00334-0/pdf

para obtener la energía necesaria durante el entrenamiento a partir de la grasa en lugar de la glucosa) queman el doble de grasa durante el ejercicio que los atletas que siguen una dieta alta en carbohidratos.

Cuando hacemos ejercicio, primero quemamos la glucosa fácilmente disponible y luego nuestro cuerpo se vuelve hacia el glucógeno que almacena para obtener energía. Pero incluso cuando nuestro glucógeno se agota, seguimos transportando grandes cantidades de energía en forma de grasa. Incluso cuando ayunamos también necesitamos energía, y nuestro cuerpo pasa de quemar azúcar a quemar grasa. Cuando seguimos una dieta muy baja en carbohidratos, como se explica en la parte 1, entrenamos nuestros tejidos corporales para quemar grasa. Del mismo modo, el ejercicio en estado de ayuno entrena nuestros músculos para quemar grasa. Nuestro cuerpo ya no tiene que depender de las reservas limitadas de glucógeno, sino que puede utilizar energía casi ilimitada de nuestras reservas de grasa.

Contrariamente a lo que cuentan las historias de miedo que circulan –según las cuales, a menos que comas bien mientras haces ejercicio reducirás tu masa muscular–, los músculos se adaptan para usar cualquier fuente de energía disponible. Cuando agotamos nuestro glucógeno a través del ayuno, nuestros músculos aprenden a ser mucho más eficientes en la quema de grasa aumentando el número de proteínas especializadas en la quema de grasa, las cuales descomponen la grasa para obtener energía.

OPTIMIZACIÓN DE HORMONAS

¿Recuerdas que dije que nuestro cuerpo es una fábrica química? Cualquier cambio que hagas en lo que entra (alimento) causa cambios en el proceso y en lo que sale. Un estómago vacío desencadena cambios hormonales importantes en todo el cuerpo que le ayudan a desarrollar músculos y a quemar grasa.

Vamos a entrar en detalles:

1. Mejora en la sensibilidad a la insulina[53]

Como ya se ha dicho, el cuerpo libera insulina cuando comemos para ayudarnos a absorber los nutrientes de nuestros alimentos. La insulina entonces recoge los azúcares de nuestro torrente sanguíneo y los almacena en el hígado, los músculos y las células grasas para que sean usados como energía más tarde.

Comer con menos frecuencia provoca que el cuerpo libere insulina con menos frecuencia, por lo que nos volvemos más sensibles a ella y podemos mantener un nivel saludable de glucosa en nuestro torrente sanguíneo con menos insulina.

Menos insulina también facilita la pérdida de grasa y mejora el flujo sanguíneo a nuestros músculos.

---

53. El efecto del AI y la nueva alimentación sobre la acción de la insulina en hombres sanos: www.physiology.org/doi/10.1152/japplphysiol. 00683.2005

2. Hormona de crecimiento incrementada[54]

El ayuno favorece el aumento de masa muscular y la pérdida de grasa debido a una mayor liberación de la hormona del crecimiento, una hormona que ayuda al cuerpo a producir nuevo tejido muscular, quemar grasa y mejorar la calidad ósea, la función física y la longevidad. Junto con el entrenamiento regular con pesas (recuérdalo más adelante) y el sueño apropiado (ya visto antes), el ayuno es una de las mejores maneras de aumentar la hormona de crecimiento del cuerpo: un estudio demostró que 24 horas sin comida aumenta la producción de la hormona de crecimiento del cuerpo masculino en un 2000 % y en un 1300 % en las mujeres.

El aumento de la hormona del crecimiento termina cuando se rompe el ayuno.

¿Pero qué hay de las proteínas? ¿No las estamos perdiendo cuando ayunamos y hacemos ejercicio? Para responder a esta pregunta se diseñó un estudio[55] que mostró que la respuesta metabólica al ayuno involucra una serie de adaptaciones hormonales y metabólicas que conducen a la conservación de proteínas. Un aumento en el nivel sérico de la hormona de crecimiento durante el ayuno fue un componente decisivo de la conservación de proteínas durante el

---

54. La hormona del crecimiento aumenta la masa y la fuerza muscular, pero no rejuvenece la síntesis de proteínas miofibrilares en sujetos sanos mayores de sesenta años; https://academic.oup.com/jcem/article/81/9/3239/2651047

55. Los efectos de la retención de proteínas de la hormona del crecimiento durante el ayuno involucran la inhibición de la descomposición de las proteínas musculares; http://diabetes.diabetesjournals.org/content/50/1/96

ayuno y responsable de la disminución de la descomposición de las proteínas musculares.

Así que la conclusión es: no hay pérdida de músculo durante el ayuno y el ejercicio.

3. Aumento de la testosterona

La testosterona ayuda a aumentar la masa muscular y a reducir la grasa corporal, a la vez que mejora los niveles de energía y proporciona efectos beneficiosos adicionales tanto en hombres como en mujeres. Parece que el ayuno por sí solo puede no tener un efecto sobre la testosterona, pero el ejercicio durante el ayuno sí lo tiene.

REGLAS BÁSICAS PARA ENTRENAR BIEN

A lo largo de este libro he asumido que mi lector tipo no es muy joven, porque la diabetes tipo 2 no es una afección común entre los jóvenes. Sin embargo, los jóvenes con diabetes tipo 2 también pueden beneficiarse de esta medida. Esto se debe a que no hay una regla general y, como he dicho antes (demasiadas veces ya), el secreto para el éxito es llegar a un plan que funcione bien para tu *yo* muy especial. Sin embargo, para ayudaros a hacerlo, os diré lo que yo he hecho, porque al conocer mi camino podréis ver más claramente el camino hacia el vuestro.

En primer lugar, algunos hechos concretos. Cuando empecé a hacer ejercicio como se dice en la parte 1, pensé que estaba haciendo algo inteligente. Y no era así. Estaba haciendo ejercicio lo mejor que podía, lo cual no es nada del otro mundo, y me basaba en los consejos genéricos que dan los «expertos», que es tan malo como el consejo dietético genérico del que hablé anteriormente. Nuestro cuerpo es desesperantemente adaptable y, después de un tiempo, se dio cuenta de lo que estaba haciendo y dejó de reaccionar a mi rutina. Ya no perdí peso, y aunque las caminatas rápidas son agradables y buenas para la salud en general, no obtendría ningún resultado real. Luego me puse en contacto con un entrenador profesional –uno que entrena a atletas reales y entiende la fisiología– y pedí una consulta. Prometió diseñar un plan de entrenamiento para mí (sobre el cual hablaré más adelante), y me ha estado supervisando desde entonces.

Su cometido no es venir a verme entrenar, puedo hacerlo por mi cuenta, muchas gracias. En cambio, recibe informes semanales de entrenamiento que yo le envío y me envía planes de entrenamiento actualizados. Todo lo que necesitas para hacerlo (además de encontrar el entrenador adecuado) es un reloj deportivo para controlar tu ritmo cardíaco mientras entrenas.

Cuando llegó mi primer plan me quedé estupefacto: me hacía correr tres veces a la semana. Hay muy pocas cosas que odie más que correr (y no puedo recordar cuáles son), pero si ése era el veredicto, entonces eso sería lo que haría. Mi plan inicial preveía un período de calentamiento de 5 minutos y **5** períodos cortos de carrera de **2** minutos cada uno, a una velocidad de 9 km/h, cada uno seguido de **3** minutos de caminata a 5,5 km/h: un total de **30** minutos. En mi primera sesión, el latido de mi corazón subió a 151 ppm (96 % del máximo), tenía problemas para respirar, y honestamente pensé que moriría, sólo que mi reloj deportivo decía lo contrario. La sesión de entrenamiento que grabó mi reloj se muestra a continuación (fig. 5).

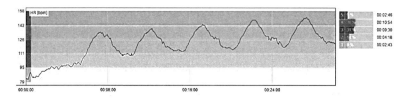

Figura 5: Semana 1 de la sesión de entrenamiento

Pasamos a la semana 18. Después del habitual período de calentamiento de 5 minutos, mi plan para la semana 18 contemplaba **6** períodos de **3** minutos cada uno, a una velocidad de 9 km/h, seguidos de 2 minutos de caminata a 5,5 km/h, un total de **35** minutos. El latido de mi corazón no subió más de 139 ppm, y me sentí muy bien en todo momento. La sesión de entrenamiento que grabó mi reloj se muestra a continuación (fig. 6).

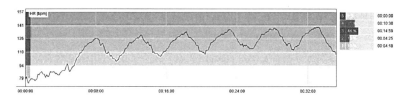

Figura 6: Sesión de entrenamiento de la semana 18

Y ahora las buenas e importantes noticias: **¡esas sesiones de entrenamiento tienen lugar hacia el final de mi ayuno de 20 horas!**

Cuando le digo eso a la gente, su expresión delata su conclusión de que estoy loco, pero ten paciencia conmigo porque no lo estoy. Ya he hablado de las ventajas fisiológicas del entrenamiento en estado de ayuno (por ejemplo, en

127

lo que respecta a la hormona del crecimiento), pero la idea de darle la cinta de correr con el estómago vacío es contraria a la intuición. De hecho, la primera vez que lo hice me preocupó que me quedara sin combustible, me mareara y me sintiera mal. Para mi sorpresa, el entrenamiento me resultó más fácil que antes. Terminé mi sesión de correr sintiendo que no estaba agotado (como me había sentido cuando entrenaba sin ayunar y confiando en mi glucógeno) y que no odiaba correr tanto como lo odiaba antes (sin embargo, todavía lo odio, como cuestión de principios). Veamos cómo sucedió.

El secreto de tomarse las cosas con calma

Cuando empiezas una transformación estás muy motivado y, por lo tanto, quieres «tenerlo ya hecho». Eso es un error. El mejor consejo que puedo darte es que **cualquier cosa que decidas hacer, la hagas poco a poco, escuchando a tu cuerpo con sumo cuidado.**

De acuerdo con mis propios consejos, me tomé mi entrenamiento con calma. Comencé a seguir el programa de mi entrenador sin ayunar (limitando mi ayuno a los días en los que no hacía ejercicio) y cuando llegué a la conclusión de que después de todo correr no me mataría, empecé a hacer ejercicio más intensamente en mis días de ayuno de 20 horas.

El ritmo al que perdí peso fue notable al principio, y luego se estabilizó a un ritmo lento (que, como he dicho, es la mejor manera de hacerlo).

Mi plan de entrenamiento

A continuación daré los detalles de mi plan de entrenamiento actual a modo de ejemplo. No estoy sugiriendo que lo adoptes o que sea el plan adecuado para ti. Desafortunadamente (o por suerte, creo), todos somos diferentes y por lo tanto debes trabajar con un especialista en capacitación para diseñar el plan que mejor se adapte a tus necesidades. Es más, has de actualizar este plan tan a menudo como sea posible porque los cambios son una necesidad para continuar mejorando y para evitar que tu cuerpo se acostumbre a la rutina (y tú te aburras con ella). Además, no te olvides de mantener a tu médico al tanto, para asegurarte de que no estás entrenando por encima de tu capacidad.

Mi plan de entrenamiento es simple: el domingo, martes y jueves hago mi ayuno de 20 horas y corro en la cinta una sesión de 30 a 35 minutos, seguida de 30 minutos de levantamiento de pesas (leve). El domingo hago intervalos más largos (4 × 7 minutos), y el jueves termino con el último intervalo a una velocidad más alta (11 km/h), todo diseñado para romper la monotonía. Entreno por la tarde después de regresar del trabajo y hacia el final de un ayuno de 20 horas.

Los lunes, miércoles y viernes son días más ligeros, y sólo hago 30 minutos de *spinning*, en tres ciclos alternando 5 minutos de alta velocidad con 5 minutos de baja velocidad cómodamente. Son días de ayuno de 16 horas, así que cuando entreno por la tarde he tomado una ensalada y tal vez un poco de yogur de mi comida de mediodía.

El sábado descanso. A veces tengo que saltarme un día, porque estoy viajando o algo más se interpone en mi camino, y no me siento mal por ello. Es importante llevar un registro del trabajo, y si utilizas un reloj de entrenamiento moderno para llevar un registro de la frecuencia cardíaca, es muy fácil de hacer. Abajo, para darte una idea, está mi récord de abril de 2018.

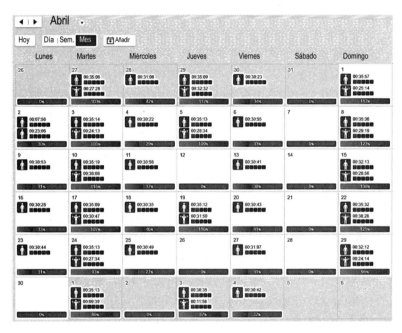

Figura 7: Registro de entrenamientos, abril de 2018

Dos consejos

Quiero compartir con vosotros dos cosas que he descubierto a lo largo de mis entrenamientos:

1. A menudo, cuando vas al gimnasio mientras ayunas, tu cerebro te envía una fuerte señal de hambre, que parece ser simplemente una reacción a la comprensión de que

estás a punto de entrenar. Dos minutos después de correr, esa sensación pasará, pero ayuda si tomas unos cuantos sorbos de agua antes de empezar a calentar. Al final de tu entrenamiento ya no sentirás el hambre. De hecho, el entrenamiento ayunando ahuyenta el hambre, y después de entrenar podrás seguir sin comer durante horas… o durante días si lo deseas. Lo que me lleva al segundo consejo.

2. Quieres llegar a tu mesa sin sentir hambre, no sea que comas en exceso. La cena normalmente tendrá lugar (si tu horario se parece al mío) una o dos horas después del entrenamiento. Me parece extremadamente útil comer un puñado de frutos secos variados justo después del entrenamiento regados con medio limón exprimido en agua de soda. Eso me mantiene cómodamente saciado hasta la cena. El hecho de no estar hambriento en la mesa me permite comer porciones más pequeñas.

Son consejos menores, pero son útiles para ilustrar cómo encontrar pequeños trucos para disfrutar de tu entrenamiento y ayuno es fácil e importante.

Entonces, ¿cuándo puedo dejar de hacer ejercicio?, te preguntarás

Nunca, en realidad. Sin embargo, a medida que pasa el tiempo, ajustarás la frecuencia e intensidad de tu entrenamiento para que coincida con tu objetivo. Yo, por ejemplo, he alcanzado mi peso objetivo y no necesito perder más, así que ahora me estoy concentrando en deshacerme de algo de grasa abdominal persistente. Para hacerlo, ayuno menos pero como más vegetariano, lo que hasta ahora parece estar funcionando. Si no funciona, haré otra cosa. Ésos son los beneficios de mi programa: puedo intentarlo y equivocarme, e intentarlo de nuevo, hasta que esté contento con los resultados. Y si veo que mi peso sube por una pendiente resbaladiza, simplemente ayuno un poco más para arreglarlo, o entreno un poco más fuerte, o ambas cosas.

Eso es lo bueno de un programa personalizado como el que yo defiendo: tú tienes el control. No necesitas consultar gráficos tontos y contar calorías estúpidas. Si has alcanzado tu meta para el día/semana/mes y tienes ganas de terminar tu comida con un pastel pecaminoso, sigue adelante y hazlo y compénsalo con ayuno más largo y más ejercicio si lo necesitas. Una vez que le coges el tranquillo, es fácil.

Pero ¿qué debo comer ahora?

Ésa es la mejor parte. Come lo que quieras, siempre y cuando te mantengas alejado de los alimentos dañinos mencionados en el capítulo 5. Cuando estés bien avanzado en la Fase 2, tu estómago se habrá encogido hasta un punto en el que limitarás naturalmente tu ingesta calórica. Mientras no te des un festín de azúcar, puedes comer prácticamente de todo, incluyendo helado de vez en cuando, e incluso una pinchada de espaguetis. Cuando lo haces y ves que tu nivel de azúcar en sangre no se descontrola, has llegado a la meta.

El camino que estás transitando es largo y sinuoso, pero tiene muchas recompensas. Redescubrirás el placer de la buena comida sin procesar, así como el de sentirte satisfecho sin la culpa de comer en exceso. Los nuevos hábitos que estás forjando están mucho más en sintonía con las necesidades de tu cuerpo, y apenas estás comenzando a descubrir sus muchos beneficios, junto con la satisfacción que proporciona saber que estás haciendo lo correcto.

CAPÍTULO 15

Palabras finales

Antes de irnos

No puedo dejar de sorprenderme de lo que se puede lograr cuando entiendes a tu cuerpo y tienes la resolución de hacer lo que sea necesario para que funcione como debería. Alcanzar una HbA1C de 5,7 y mantenerla constante, como lo hago, me da una satisfacción indescriptible. Sé que tú puedes hacer lo mismo, pero también sé que el camino hacia el éxito no es fácil, y no culparé a los que no puedan hacerlo. Sin embargo, espero que tengan la fuerza y la voluntad para hacer lo que sea necesario; realmente no tienen excusa para no hacerlo lo mejor que puedan ahora que saben que es posible.

Me he esforzado por exponer todos los secretos que he aprendido en forma breve y útil, para que los consideres y, tal vez, actúes en consecuencia. Sinceramente, espero que te des la oportunidad de mejorar y, con suerte, de poner fin a tu dependencia de los medicamentos para la diabetes. No hay nada que ganar alimentando tu cuerpo con químicos extraños si no tienes que hacerlo, pero si puedes estar bien sin ellos es algo que tienes que descubrir.

Mi principal motivación para escribir este libro fue dar a otros la oportunidad de encontrar su propia salida del círculo vicioso que la diabetes tipo 2 y su tratamiento estándar crean, y de motivar a la gente para que lo haga. Si este libro ha sido de alguna utilidad para ti, por favor, ayuda a otros a descubrirlo dejando una reseña en Amazon o en cualquier otro lugar donde los pacientes con diabetes tipo 2 puedan encontrarlo.

Espero que si logras resultados positivos después de leer estas páginas me lo hagas saber. Se me puede contactar a través de mi web en www.doitwithwords.com o a través de los enlaces que aparecen en mi biografía.

¡Buena suerte!

Acerca del autor

Kfir Luzzatto es autor de ocho novelas, varios cuentos y cinco libros de no ficción. Kfir nació y creció en Italia, y se mudó a Israel cuando era adolescente. Adquirió el amor por el idioma inglés de su padre, un exsoldado estadounidense, lector voraz y escritor prolífico. Kfir tiene un doctorado en Ingeniería Química y trabaja como agente de patentes. Vive en Omer, Israel, con su compañera a tiempo completo, Ester, sus cuatro hijos, Michal, Lilach, Tamar y Yonatan, y su perro Elvis. Kfir ha publicado numerosos artículos tanto en la prensa especializada como en la generalista a lo largo de los años. Durante casi cuatro años escribió la columna semanal «Patents» en *Globes* (el periódico financiero de Israel). Su popular guía *FUN WITH PATENTS-The Irreverent Guide for the Investor, the Entrepreneur and the Inventor,* fue publicada en 2016. Es un HWA (Horror Writers Association) y miembro de ITW (International Thriller Writers).

El sitio web de Kfir que trata sobre el cuerpo y la mente es www.DoItWithWords.com, también puedes visitar su web literaria en www.KfirLuzzatto.com

Síguelo en Twitter (@KfirLuzzatto) y en Facebook: www.facebook.com/KfirLuzzattoAuthor

APÉNDICE

The Cottage Physician, 1900

THE
Cottage Physician

FOR INDIVIDUAL AND FAMILY USE.

PREVENTION, SYMPTOMS AND TREATMENT.

BEST KNOWN METHODS

IN ALL

Diseases, Accidents and Emergencies of the Home.

PREPARED BY

The Best Physicians and Surgeons of Modern Practice.

ALLOPATHY, ✛ HOMŒOPATHY,

ETC., ETC.

WITH INTRODUCTION BY

GEORGE W. POST, A.M., M.D.,

Adjunct

Professor of the Practice of Medicine

IN THE

COLLEGE OF PHYSICIANS AND SURGEONS, CHICAGO.

Complete Hand Book of Medical Knowledge for the Home.

NEARLY 200 ILLUSTRATIONS.

The King-Richardson Co.
Springfield, Mass.

RICHMOND.   DES MOINES.   INDIANAPOLIS.   SAN JOSÉ.
DALLAS.   TOLEDO.

1900

141

Diabetes. (139)—*Uva Ursa,* 1 x, ten drops every three hours in *Diabetes Insipidus.*

Diabetes Mellitus. *Arsenicum,* 3 x, very hungry and thirsty; pale skin; loss of strength; dryness of mouth and throat; excessive urination; watery diarrhœa.

Phosphoric Acid, 1 x, loss of nerve force, with frequent urination.

Diet must be free from starch and sugar. Exclusive milk diet often benefits. Gluten bread must be substituted for that of wheat flour. Avoid vegetables, arrow-root, asparagus, bread, biscuit, beans, beets, crackers, carrots, macaroni, oat-meal, pastry, potatoes, peas, rice, sago, sugar, tapioca, vermicelli; fruit, apples, grapes, pears, bananas, peaches, plums, pine-apples, raspberries and other sweet fruits; beverages, wine, beer, brandy, also cider and all alcoholic and sweet drinks.

Allowable vegetables, artichokes, cabbage, celery, cresses, cucumbers, olives, greens, lettuce, pickles, mushrooms; fruits, lemons, sour cherries, currants, gooseberries, strawberries and acid fruits, generally; meats, beef, mutton, poultry, game, fish, oysters, cheese, eggs, etc.

Gratify the thirst by an abundance of good water or skim-milk. The diabetic should be warmly clad.

Diarrhœa. . (140)—*Camphor* φ, sudden diarrhœa with chilliness.

Dulcamara, 3 x, diarrhœa caused from getting wet; worse at night, bilious stools.

China, 1 x, painless, summer diarrhœa.

Chamomilla, 30, diarrhœa in children, accompanying teething.

Arsenicum, 3 x, chronic diarrhœa; red, burning tongue; vomits—even a small amount of water, in fact, everything taken into the stomach.

Ipecac, 1 x, diarrhœa and dysentery accompanied by much nausea.

Veratrum Alb., 1 x, vomiting and diarrhœa attended with cold sweating; cholera morbus; cholera infantum.

Avoid all animal food during an attack of diarrhœa. A little brandy may be added to milk with benefit.

Dilation of the Heart. (142)—*Digitaline,* 3 x, will strengthen a weak heart.

Phosphorus, 3 x, valuable as a tonic, giving tone to the system.

Diphtheria. (143)—Call your physician. *Apis Mel.,* 3 x, in diphtheria with much swelling of the throat, internally, and a stinging pain.

Índice